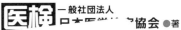

医検 一般社団法人
日本医学○○協会 ●著

改訂版

子どもの保健検定

2級・3級

公式テキスト

日本能率協会マネジメントセンター

本書の内容に関するお問い合わせについて

平素は日本能率協会マネジメントセンターの書籍をご利用いただき、ありがとうございます。

弊社では、皆様からのお問い合わせへ適切に対応させていただくため、以下①～④のようにご案内いたしております。

①お問い合わせ前のご案内について

現在刊行している書籍において、すでに判明している追加・訂正情報を、弊社の下記 Web サイトでご案内しておりますのでご確認ください。

https://www.jmam.co.jp/pub/additional/

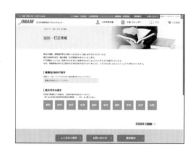

②ご質問いただく方法について

①をご覧いただきましても解決しなかった場合には、お手数ですが弊社 Web サイトの「お問い合わせフォーム」をご利用ください。ご利用の際はメールアドレスが必要となります。

https://www.jmam.co.jp/inquiry/form.php

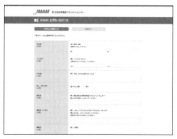

なお、インターネットをご利用ではない場合は、郵便にて下記の宛先までお問い合わせください。電話、FAX でのご質問はお受けいたしておりません。

〈住所〉 〒 103-6009　東京都中央区日本橋 2-7-1　東京日本橋タワー 9F
〈宛先〉 ㈱日本能率協会マネジメントセンター　出版事業本部　出版部

③回答について

回答は、ご質問いただいた方法によってご返事申し上げます。ご質問の内容によっては弊社での検証や、さらに外部へ問い合わせることがございますので、その場合にはお時間をいただきます。

④ご質問の内容について

おそれいりますが、本書の内容に無関係あるいは内容を超えた事柄、お尋ねの際に記述箇所を特定されないもの、読者固有の環境に起因する問題などのご質問にはお答えできません。資格・検定そのものや試験制度等に関する情報は、各運営団体へお問い合わせください。

また、著者・出版社のいずれも、本書のご利用に対して何らかの保証をするものではなく、本書をお使いの結果について責任を負いかねます。予めご了承ください。

はじめに

　一般社団法人日本医学検定協会は、社会一般の人々にEBM（Evidence-Based Medicine：根拠に基づいた医療）による正しい医学知識を日本に広めていくことを目的として設立しました。

　2019年12月以降、世界各地で感染が拡大した新型コロナウイルス感染症（COVID-19）により、皆様も感染症に対する正しい知識をもつことで、子どもや家族を守ることの重要性を実感されたことと思います。そこで、改訂版では、感染症の部分をより充実させました。

　医学の知識というと難しいと感じる人も多いかと思いますが、国民１人１人が「自分の健康は自分が守る」ために、まず、「自分の身体のしくみを知ること」は基本的なことといえます。そして、本書は、小児の病気を正しく理解し、「いつもと違う状態」が見られたときにも、早く、正しく対応できることをねらいとして構成しています。

　本書を通じて小児医学に関心のあるお母様やお父様の子育てに、少しでも協力できれば幸いと思います。また、保育士や幼稚園教諭の小児医学領域も意識して構成しており、現職者の皆様の参考書としても役に立つものと確信しています。

　本書により習得した小児医学の基礎知識を通じて、医学を学びたい人が１人でも増え、ならびに、本書が生涯学習としての「医学と健康」の学びのきっかけとなれば幸甚です。

　なお、読者の皆様には、協会の検定制度の参考テキストである本書を利用し、ぜひ、検定制度にチャレンジをしていただきたく、あわせてご案内申し上げます。

2021年９月

一般社団法人　日本医学検定協会

理事長　田邉　勇人

目次 CONTENTS

第1編
子どもの健康を考えよう（検定3級・2級範囲）

第1章　病気のサインの見つけ方

第2章　からだの観察で気づく疾患

第3章　子どもに見られる感染症と感染症の予防接種

第4章　各症状への対応

第5章　子どもへの救急対応

子どもの保健検定の概要

●検定の概要

受検資格	特になし（誰でも受検できる）。
出題範囲	3級：公式テキストの一部（第1編）から出題される。 2級：公式テキストの全体（第1編・第2編）から出題される。
受検方法	自宅のコンピュータから検定サイトにアクセスし、ブラウザにて実施
問題形式	3級：50問（4肢択一問題） 2級：50問（5肢択一問題、穴埋め問題）
受検日	ホームページにて告知
受検時間	45分間
合格基準	40問以上で合格

※団体検定についてはホームページにてご確認ください。

〈問い合わせ先・受検申し込み先〉

〒145-0064　東京都大田区上池台1-7-1　東豊ビル5F 501
　　　　　　株式会社ミライブリッジ内
　　　　　　一般社団法人　日本医学検定協会　子どもの保健検定事務局
ホームページ：https://www.iken.or.jp/　　E-mail：info@iken.or.jp

●検定申し込みから合格発表までの流れ

1．WEBから検定申し込み

ホームページ：https://www.iken.or.jp/entry/　から申込み

2．検定料の支払い

申込み時に送信されるメール記載の方法で指定期日までに支払い

　※振込手数料は受検者負担となります。

3．受検票の交付

支払い確認後、検定前日までにメールにて送信

4．検定実施

詳細はホームページ参照

5．合格発表

検定終了後、即時発表

6．合格証交付

合格発表後、ホームページから合格証をダウンロード

　※各自印刷して使用・保管してください。

本書の特徴と使い方

●本書の特徴

　本書は、「子どもの保健検定」2級・3級に対応したテキストです。3級は本書の第1編から、2級は本書の第1編・第2編から出題されます。

　主に、小さい子どもを育てる両親や、子どもたちを保育する保育士・幼稚園教諭のため、保育のうえで、知っていると役に立つ乳児・幼児の健康について、広く学習できる内容です。

●本書の使い方

　3級を受検する人は、まず、本書の第1編を学習してください。第1編は、医学知識のない人、保育・育児の経験のない人にもわかりやすく、ケースやイラストを盛り込み、解説しています。

　2級を受検する人は、第1編で知識を確認し、第2編の学習に進んでください。第2編は、保育・育児について、やや専門的な知識を盛り込んでいます。保育士国家試験の「子どもの保健」および「子どもの食と栄養」の領域ともかかわる内容であり、保育士・幼稚園教諭の資格を目指す人や、保育士・幼稚園教諭として活躍する人に役立つ内容です。

　第3編は、実際に出題される検定試験の内容を収録しています。本書の理解度の確認のため、検定の対策のために活用してください。解けなかった問題や自信のない問題があれば、本書の内容に戻り復習をしてください。

〈解説〉第1編・第2編

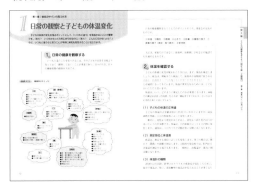

〈問題〉第3編

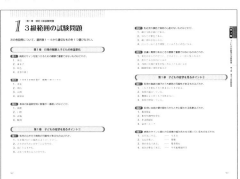

※2021年9月現在

保育士国家試験の出題範囲	●**筆記試験**（年2回実施）：前期試験4月頃、後期試験10月頃 （1）保育原理（2）教育原理及び社会的養護（3）子ども家庭福祉（4）社会福祉（5）保育の心理学（6）子どもの保健（7）子どもの食と栄養（8）保育実習理論 ●**実技試験**（筆記試験全科目合格者に対し年2回実施）：前期試験7月頃、後期試験12月頃　　　　※下記3分野から必ず2分野を選択 （1）音楽に関する技術（2）造形に関する技術（3）言語に関する技術
子どもの保健検定の出題範囲	**1 子どもの心身の健康と保健の意義** （1）生命の保持と情緒の安定に係る保健活動の意義と目的　（2）健康の概念と健康指標　（3）現代社会における子どもの健康に関する現状と課題（4）地域における保健活動と子ども虐待防止 **2 子どもの身体的発育・発達と保健** （1）身体発育及び運動機能の発達と保健　（2）生理機能の発達と保健 **3 子どもの心身の健康状態とその把握** （1）健康状態の観察　（2）心身の不調等の早期発見　（3）発育・発達の把握と健康診断　（4）保護者との情報共有 **4 子どもの疾病の予防及び適切な対応** （1）主な疾病の特徴　（2）子どもの疾病の予防と適切な対応 **5 保健的観点を踏まえた保育環境及び援助** （1）子どもの健康と保育の環境　（2）子どもの保健に関する個別対応と集団全体の健康及び安全の管理 **6 保育における健康及び安全の管理** （1）衛生管理　（2）事故防止及び安全対策　（3）危機管理　（4）災害への備え **7 子どもの体調不良等に対する適切な対応** （1）体調不良や傷害が発生した場合の対応　（2）応急処置　（3）救急処置及び救急蘇生法 **8 感染症対策** （1）感染症の集団発生の予防　（2）感染症発生時と罹患後の対応 **9 保育における保健的対応** （1）保育における保健的対応の基本的な考え方　（2）3歳未満児への対応（3）個別的な配慮を要する子どもへの対応（慢性疾患、アレルギー性疾患等）（4）障害のある子どもへの対応 **10 健康及び安全の管理の実施体制** （1）職員間の連携・協働と組織的取組　（2）保育における保健活動の計画及び評価　（3）母子保健・地域保健における自治体との連携　（4）家庭、専門機関、地域の関係機関等との連携

第1章

病気のサインの見つけ方

　大人の場合、からだの調子が悪くなれば、「頭が痛い」「胸が苦しい」などと訴えることができますが、子どもはからだの変化を自覚しても、自分でうまく訴えることができません。特に、まったく話のできない乳児などは、周囲の大人が変化を感じ取らなければなりません。つまり、子どもが言葉以外で発信する病気のサインを見つけなければならないのです。

　本章では、子どもの病気のサインの見つけ方を解説します。

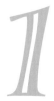

日常の観察と子どもの体温変化

子どもの病気の変化を見るポイントとして、「いつもと違う」を見逃さないことが重要です。「あれ？　いつもはもっと元気に走り回るのに」「あれ？　こんなに泣かないよね？」など、いつもと違うなと思うことが早期に病気を発見することに役立ちます。

1. 日常の健康を観察する

いつもと違うことを見つけるには、その子どもの日常を日頃より知っておく（観察しておく）ことが重要であり、日々の生活、日々の健康状態の観察が大切です。

図表1-1　観察のポイント

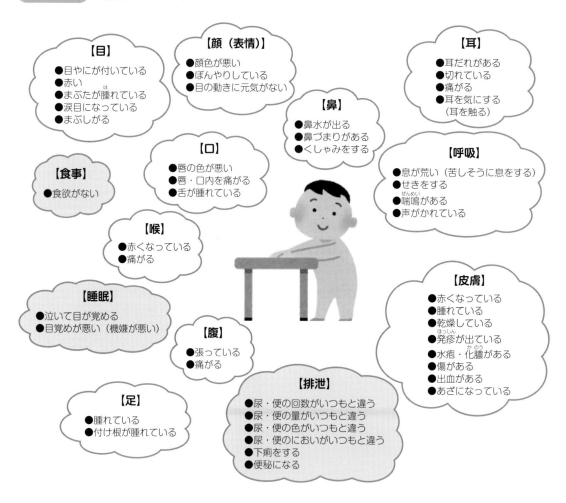

【目】
●目やにが付いている
●赤い
●まぶたが腫れている
●涙目になっている
●まぶしがる

【顔（表情）】
●顔色が悪い
●ぼんやりしている
●目の動きに元気がない

【耳】
●耳だれがある
●切れている
●痛がる
●耳を気にする（耳を触る）

【鼻】
●鼻水が出る
●鼻づまりがある
●くしゃみをする

【食事】
●食欲がない

【口】
●唇の色が悪い
●唇・口内を痛がる
●舌が腫れている

【呼吸】
●息が荒い（苦しそうに息をする）
●せきをする
●喘鳴がある
●声がかれている

【喉】
●赤くなっている
●痛がる

【睡眠】
●泣いて目が覚める
●目覚めが悪い（機嫌が悪い）

【腹】
●張っている
●痛がる

【皮膚】
●赤くなっている
●腫れている
●乾燥している
●発疹が出ている
●水疱・化膿がある
●傷がある
●出血がある
●あざになっている

【足】
●腫れている
●付け根が腫れている

【排泄】
●尿・便の回数がいつもと違う
●尿・便の量がいつもと違う
●尿・便の色がいつもと違う
●尿・便のにおいがいつもと違う
●下痢をする
●便秘になる

日常の健康観察を行ううえでのポイントのうち、重要なのは次のものです。

---
①体温　②顔色　③機嫌　④泣き方　⑤皮膚　⑥睡眠の様子
⑦食事の様子（食欲・食べ具合）　⑧排泄物

上記は、家庭だけではなく、保育所、幼稚園、学校などの施設でも共通するものです。

2　体温を確認する

子どもの体調に変化が疑われたときには、まず、体温を確認しましょう。最近は、朝起きたら検温して、保育所や幼稚園で渡される検温表に保護者または年長児自身が体温と体調を書き込むということが通常になってきています。体温の異常を知るためには、とてもよいことだと思います。

体温は、いつ、どのように測定したのかが重要となります。家庭での測定は決まった時間、たとえば「朝起きてすぐに行う」というように決めておくとよいでしょう。

（1）子どもの体温の正常値

子どもの体温の正常値は35.0～37.4℃といわれていますが、成長段階や季節、1日の時間帯によって変化します。

一般的に、幼児より乳児のほうが高く、乳児より新生児のほうが高いというのが実際です。体温は、日内変動といって1日の間に変化します。通常は、1日のうちで活動が多い昼間に高くなります。

（2）測定部位と体温差

体温は、測定する部位によっても変化します。多くの場合は、腋の下（腋窩）や鼓膜で測定します。入院時や緊急時では、肛門から直腸温を測定する場合もあります。一般的に、直腸温が一番高い測定値になります。

（3）体温計の種類

2019年12月以降、新型コロナウイルス感染症が流行したために、街中で体温計、特に、非接触型の体温計が見られることが多くなり

熱で抵抗値が変化する物質の性質を利用した、電子回路により体温を測定する機器です。

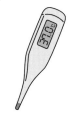

★耳式体温計

耳に挿入し、赤外線を当てて鼓膜の温度を感知することにより体温を測定する機器です。

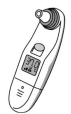

★予測式体温計

測定後10〜30秒間の体温変化（温度上昇曲線）から、10分後の体温を計算予測する機器です。

ました。子どもの体温測定には、腋窩測定や耳式による鼓膜温測定があります。電子体温計★、特に、耳式体温計★は使用方法をしっかりと確認してください。

①電子体温計（腋窩型）

①腋の下のくぼみの中央に、体温計の先端を当てる。

②上半身に対し、体温計が30°くらいの角度になるようにして腋をしっかり閉じる。

③体温計をはさんだまま、子どものからだを動かさないようにする。

④予測式体温計★の場合は、体温計の電子音が鳴る（10〜30秒後）まで待つ。水銀体温計や実測式体温計の場合は、5〜10分待つ。

②耳式体温計

a. 子ども（新生児）が寝ている場合

①子どもの耳が上になるように顔を横に向ける。

②子どもの耳に体温計を入れる。

③片手で子どもの頭を押さえ、動かないようにする。

b. 子どもが動き回る場合

①体温計を入れる子どもの耳の反対側に片手を添える。

②子どもの頭を押さえ、動かないようにする。

③耳の奥を確認してから、体温計を深く入れる。

Column

アメリカでの体温表示

　最近では、外国籍の人が増えてきています。

　アメリカでは、日本とは体温表示が違い、華氏（Ｆ）を使います。アメリカ人の子どもから『体温は97.5』と言われても驚かないようにしてください。華氏97.5Ｆは平熱で、摂氏36.4℃のことです。簡単ですが、以下に体温の対比を表で示しておきます。

華氏	摂氏
36.0 ℃	96.8F
36.5 ℃	97.7F
37.0 ℃	98.6F
37.5 ℃	99.5F
38.0 ℃	100.4F

　体温だけではなく、アメリカでは、体重表示にはlb.（ポンド）を使ったり、身長表示にはft（フィート）を使ったりします。

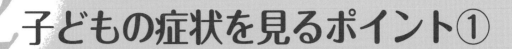

2 子どもの症状を見るポイント①

子どもの症状を見るポイントとして、日頃の機嫌や、顔色などの皮膚の変化に注目するのも重要なことです。観察された様子について、病気の可能性が低いものと病気の可能性の高いものを説明します。

1. 機嫌を確認する

病気のサインを見つけるために、子どもの機嫌を観察することが重要です。大人でも体調がおかしいときにはだるさがあったり元気がないように、子どもが病気のときはいつもと違って元気がないように見えたり、すぐにぐずったりします。子どもの様子を注意深く観察していると、体調の変化を見つける可能性が高くなります。

また、子どもの機嫌は、自律神経の調子によっても変化します。自律神経は、自分の意思ではコントロールできません。自律神経は、交感神経と副交感神経の2つから構成されています。この2つの神経のバランスがくずれることで、子どもの機嫌に変化が現れることがあります。

（1）交感神経との関係

交感神経に関係する状況として、激しい緊張、強い不安、嫌な体験などがあります。

学校に行く日の朝に「おなかが痛い」と言っていた子どもが、学校を休むと痛みが消え、元気に遊び出すという話を聞いたことがあると思います。これは、学校に行くという緊張によって交感神経が刺激されて、おなかが痛くなったと考えられます。また、病気がなくても、交感神経の反応によって、頭が痛くなったり、食欲がなくなったり、下痢をしたりなどの訴えや症状がみられます。

（2）副交感神経との関係

副交感神経は、交感神経と反対の状況のときに反応のするものです。たとえば、気分がいいときや、のんびりしているときなどです。

緊張している子どもを抱きしめたり、ちょっと気分転換させたりすることで、副交感神経が刺激され、子どもの不安が解消されることがあります。

（1）（2）のように、子どもの機嫌は、自律神経も関与しています。子どもの様子を注意深く観察することが重要です。大人と同じように、子どももストレス等の除去によって体調がよくなるのは当然のことです。

2 泣き方を確認する

乳幼児、特に、乳児はよく泣きます。「泣く＝悲しい」ではなく、自分の気持ちを表現するために泣くという行動を起こすのです。たとえば、おなかがすいたとき、おむつが気持ち悪いときなどです。したがって、「子どもが泣いている＝病気のサイン」とはいえないのです。しかし、泣き方にも正常の場合と異常の場合があります。子どもの泣き方を観察することも、病気のサインを見つけるためには有効です。

（1）病気の可能性が低い泣き方

病気の可能性が低い泣き方の例は、次のとおりです。

- ・泣き声が大きいが、すぐに泣きやむ
- ・抱っこすると泣きやむ
- ・おむつを替えると泣きやむ
- ・母乳やミルクを与えると泣きやむ

（2）病気の可能性が高い泣き方

病気の可能性が高い泣き方の例は、次のとおりです。

- ・泣き声が通常よりも激しい
- ・絶え間なく泣く
- ・足を腹のほうに縮めて泣く
- ・急に不機嫌になって泣き出す
- ・泣きながら顔色が悪くなって、ぐったりする
- ・泣きやんでも、しばらくするとまた激しく泣き出す（この状態を繰り返す）

泣いている原因が病気であった場合、重大な病気という可能性もあります。すぐに医療機関や地方自治体が行っている「こども医療でんわ相談」（次ページコラム参照）などを利用してください。

こども医療でんわ相談（子ども医療電話相談事業【♯8000事業】）

子ども医療電話相談事業は、全国同一の短縮番号♯8000に電話をかけることによって、住まいの都道府県の相談窓口に自動転送され、小児科医師や看護師から、子どもの症状に応じた適切な対処の仕方や受診する病院等のアドバイスが受けられるサービスです。休日・夜間に対応していますので、子どもの症状への対処や、受診先などの判断に迷った場合に利用してください。

3 顔色を確認する

病気のサインを見つけるためには、子どもの機嫌とともに顔色を観察することも重要です。顔色にも、正常なものと異常なものとがあります。

（1）病気の可能性が低い顔色

病気の可能性が低い顔色の例は、次のとおりです。

①赤色

特に、泣いているときや排便時に見られます。

②黄色

新生児生理的黄疸★によるときや、手のひらだけ★黄色になることがあります。

（2）病気の可能性が高い顔色

病気の可能性が高い顔色の例は、次のとおりです。

①赤色

上記**（1）**①以外で、ずっと赤い、発熱を伴う、発疹（ほっしん）を伴う場合です。

②黄色

上記**（1）**②の新生児生理的黄疸であれば、1～2か月程度で消えます。しかし、黄疸が長く続くときは病気の可能性が高いです。医師の診断が必要になりますので、医療機関受診をお勧めします。

なお、乳児期以降に目の白い部分（白目）に黄疸が見られる場合は、病気の可能性が高いです。

③紫色

顔色が紫色、特に、口の回りが紫色のときは、一般にチアノー

★新生児生理的黄疸

新生児の呼吸法（肺循環）は、胎児の頃の呼吸法（胎児循環）とは異なります（第2編第1章7参照）。このため、出生後に、呼吸に使用しなくなった赤血球を破壊し、黄疸の原因物質であるビリルビンを血中に放出します。ビリルビンとは、赤血球中のヘモグロビンが壊れてできる色素です。通常、肝臓から胆汁を通じて十二指腸に流れ出ます。新生児生理的黄疸とは、血中に放出されたビリルビンの量が多く、肝臓での処理能力を超えるために現れる黄疸のことです。

★手のひらだけ

ミカンなどカロテノイド色素が多い食物の食べすぎにより、肌が黄色になる場合もあります。

ゼ★と呼ばれるものです。この場合、すぐに医療機関受診をお勧めします。

④白色

顔の皮膚などが白色になることを蒼白といいます。蒼白になるというと、一般に貧血を思い浮かべますが、低血糖や泣き入りひきつけ★でも見られます。

急に蒼白になる状態が繰り返される場合は、医療機関受診をお勧めします。

4. 皮膚を確認する

病気のサインを見つけるためには、子どもの皮膚を観察することが重要です。色の変化や発疹、むくみ（浮腫★）、腫れ（腫脹★）などがないかを確認します。また、その変化が、どこに、いつから、どのように起きたのかも重要です。皮膚の変化とともに、発熱やだるさ（倦怠感）がないか、尿量はどうかを確認します。触ったとき、皮膚が乾いているのか湿っているのかなども確認してください。

病気の可能性が高い皮膚の例は、次のとおりです。

①発疹

- **突発性発疹**…急に熱が出て、熱が下がったあとに見られる発疹です。
- **伝染性紅斑**…別名、リンゴ病です。ウイルス感染によって顔が赤くなる以外に腕や足、皮膚も赤くなります。レース状紅斑★といわれます。
- **蝶形紅斑**…顔面の両頬部を中心に、左右対称に現れる蝶の形のような発疹です。膠原病などに見られます。
- **コプリック斑**…麻疹（はしか）で見られ、顔やからだに紅斑がばらばらと現れます。

水痘（水疱瘡）では、小さな斑が見られた後、丘疹、水疱へと変化します。手足口病では、口腔内、手のひら、尻、足の裏に水疱が見られます。

②浮腫

甲状腺機能障害、心疾患、腎疾患などが原因で起こることがあります。浮腫を見つけることは子どもでは難しいのですが、まぶたが腫れぼったいときや、靴が急にきつくなったときは、浮腫である可能性があります。

★チアノーゼ

チアノーゼは貧血とは異なります。貧血は酸素を運ぶ能力が低いことですが、チアノーゼは運ばれている酸素が少ないことをいいます。

★泣き入りひきつけ

急に激しく泣いたときに、息を吐いた状態で呼吸が止まり、けいれん発作を起こすものです。憤怒けいれんとも呼ばれます。

★浮腫

皮下組織内に、組織間液がたまった状態です。

★腫脹

皮下組織や器官の一部が腫れた状態です。

★レース状紅斑

主に四肢（両腕・両脚）に、網目状に現れるレース柄のような形の発疹です。

3 子どもの症状を見るポイント②

子どもの症状を見るポイントとして、毎日の生活（睡眠、食事、排泄）に起こる変化に注目するのも非常に重要なことです。日々の生活を少し注意して観察することで、病気を早期に発見することが可能になります。

1. 睡眠の様子を確認する

病気のサインを見つけるためには、子どもの睡眠状態を観察することも重要です。就寝時だけでなく、昼寝の様子も観察します。おねしょ（夜尿症）は、多くの場合は病気の心配を必要としません。一方、子どもは、通常いびきをかきませんので、いびきは注意が必要です。

①夜尿症

子どもの夜尿症は、成長とともに軽快していきます。子どもに対しても、もらしたことを怒ったり、トイレに行くように無理強いしたりせず、よくなるから安心するように伝えることが重要です。

②いびき

睡眠中のいびきは、鼻の疾患（鼻炎、蓄膿症（ちくのう）など）や口腔内疾患（扁桃腺（へんとうせん）などの肥大や炎症）の可能性があります。一度、医療機関を受診してみてもよいでしょう。

2. 食事の様子を確認する

病気のサインを見つけるためには、子どもの食事の様子を観察することも重要です。病気のときは、食欲がなくなることが多いものです。しかし、子どもは食欲の増減にむらがあります。

一般的に、乳児の場合は、ミルクを飲んだり飲まなかったりしても、体重が増えていれば心配はありません。また、ミルクを飲まなくても、機嫌がよい場合は心配はありません。幼児の場合も、食事をあまりとらなくても、体重の変化がない場合や元気な場合は、心配はありません。

一方、食事をとらず体重が減っている場合や元気がない場合は、病気の可能性があり、注意が必要です。

3 排泄の様子を確認する

病気のサインを見つけるためには、子どもの排泄の様子を観察することも重要です。

（1）尿の観察

新生児・乳幼児の体重の70〜80%は水分です。大人になるにしたがって水分量は減っていき、大人の水分は体重の60%になります。このため、大人に比べて脱水症になりやすいので、体重1kgに対して必要水分量の目安があります。新生児は125〜150ml、3か月児は140〜160ml、1歳児は120ml程度で、この水分量を母乳や食事からとる必要があります。

夏に新生児や乳幼児をベビーカーに乗せているとき、サンシェードをしているので日差しの暑さをある程度防いでいると安心していたら、地面からの照り返しで脱水を起こしたという症例があります。こまめな水分補給を心がけてください。

発熱時や水分摂取量が少ない場合は尿量が少なくなるので、注意が必要です。平均的な子どもの1日の尿の回数・量は、**図表1-2**のとおりです。

図表1-2 子どもの尿の回数と量

	新生児	乳児	幼児	学童
回数（回／日）	6〜13	14〜20	7〜12	7〜8
量　（ml／日）	30〜300	350〜550	500〜1,000	800〜1,400

（2）便の観察

便の性状・色を確認します。

①便の性状

健康な子どもの便は、バナナ状、半練り状です。ドロ状、水状（水様性）の場合は、下痢が考えられます。

②便の色

通常の便の色は、緑、黄、茶です。便の色が白いときは、胆道閉鎖症★、乳児嘔吐下痢症★などの可能性があります。下痢をしているときに水分補給がうまくできていないと、半日から1日で脱水が進んで意識不明になる場合があります。

★胆道閉鎖症

肝臓と十二指腸を結ぶ胆汁の通り道（胆道）が、途中で閉塞している病気です。胆汁が腸内に排泄されないため、便が白色になります。

★乳児嘔吐下痢症

主に、冬期に流行するロタウイルスやノロウイルスなどによる胃腸炎のことです。突然の嘔吐、下痢を起こします。

19

★腸重積

腸の中に腸が潜り込み、腸を損傷するため、赤色の便が排出されます。緊急の治療が必要な病気です（第4章3参照）。

便の色が赤いときは、腸重積★など緊急処置が必要な病気の可能性が高いので、医療機関の受診が必要です。

4. 登園時の健康観察

子どもの観察は、家庭だけでなく、保育所などの施設でも重要です。保育所の場合は、特に、登園時の健康観察に注意しましょう。

登園時には、保護者から前日の家庭での様子を聞き、いつもと違ったことはないか、全身の状態を観察します。また、前日に病気で休んでいた子どもや体調不良の子どもは、保護者から症状の経過や家庭での様子、受診状況などを聞きます。当日の連絡先の確認をしておくこともよいでしょう。

Column

さまざまな病気のサイン

①体温、②機嫌、③泣き方、④顔色、⑤皮膚、⑥睡眠の様子、⑦食事の様子、⑧排泄の様子のほかにも、子どもの動作・反応から、病気のサインを見つけることができます。

たとえば、耳を不必要にいじる、耳たぶを下に軽く引っ張るとひどく痛がるなどは、中耳炎などの可能性があります。ドアをバタンと閉めた音に驚かない、反応しないなどは、難聴などの可能性があります。

なお、呼吸数、脈拍、血圧、体温、意識を測定することを「バイタルを測る」といい、これらのことをバイタルサイン（生命兆候）といいます。第3章4のコラムで説明します。

第2章

からだの観察で気づく疾患

　入浴時や更衣時は、子どものからだを観察することができます。この際、病気のサインを見つけることができれば、病気の早期発見につながります。

　本章では、子どものからだの変化を観察することで気づく、「病気のサイン」と「可能性の高い疾患」について解説します。

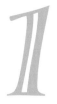

II 腹部・陰部の観察と疑われる疾患

からだの観察のなかでも、普段は衣類で隠れている腹部と陰部の観察は、特に重要です。入浴時や着替え時などに注意して観察することで、病気を早期に発見することが可能になります。

1. 腹部の観察と疾患の例

ケース①

・泣いたり息んだりして腹に力が入ると、膨らみが目立つようになった

Yes ↓

・皮膚の上から腹に触ると、やわらかい瘤（こぶ）のようになっている

Yes ↓

・瘤に触っても、痛みはない

Yes ↓

疑われる疾患：鼠径（そけい）ヘルニア、陰嚢水腫（いんのうすいしゅ）

（1）鼠径ヘルニアの特徴

　足の付け根にある鼠径管の構造が弱くなり、腹膜や腸管が下方に落ちる疾患です。鼠径管の中には、男児の場合は、血管や神経のほか、精子を運ぶ精管などが通っています。女児の場合は、血管や神経のほか、子宮を固定する靱帯（じんたい）などが通っています。

図表2-1　鼠径ヘルニアの外見

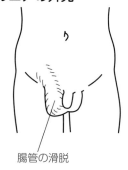

腸管の滑脱

　滑脱した腹膜や腸管は、普段は気がつきませんが、泣いたり息ん

だりして腹に力が入る（腹圧がかかる）と隆起し目立つようになります。隆起は、通常、腹圧がなくなると元に戻ります。しかし、戻らなくなる（嵌頓する）と痛みが出て、緊急処置が必要になります。

図表2-2　鼠径ヘルニアの原因

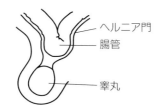

- ヘルニア門
- 腸管
- 睾丸

　鼠径ヘルニアが疑われたときには、痛みがなくても、一度、医療機関を受診しましょう。

（2）陰囊水腫の特徴

　陰囊内にリンパ液がたまる疾患です。通常、痛みはありません。新生児期に見られ、1歳までに95％が自然に消えます。

図表2-3　陰囊水腫の原因

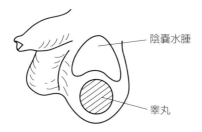

- 陰囊水腫
- 睾丸

　ただし、精巣腫瘍★などの疾患の可能性もあるため、医師の判断が必要です。陰囊水腫が疑われたときは、医療機関を受診しましょう。

★精巣腫瘍

　精巣にできる腫瘍であり、悪性のことが多く、悪性の場合には進行も早いため、早期発見が重要です。

ケース②

・臍の緒が取れてから1～2週間後に、臍が目立つようになった（出臍になった）

 Yes ↓

・泣いたり、息んだりして腹に力が入ると、膨らみが目立つ

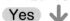 Yes ↓

・皮膚の上から臍に触ると、やわらかい瘤のようになっている

 Yes ↓

・臍に触っても、痛みはない

 Yes ↓

疑われる疾患：臍ヘルニア

（3）臍ヘルニアの特徴

　臍の緒（臍帯）は、胎児と母親を結び付けていたものです。臍ヘルニアとは、臍の緒が取れたあと、臍帯が付着していた部分の閉鎖不全のために、腹膜や腸管が外に出る疾患です。

図表2-4　臍ヘルニアの原因

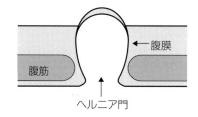

　臍ヘルニアは、新生児期から比較的多く見られる疾患であり、多くは2歳までに自然になくなります。

　ケース①（1）の鼠径ヘルニアと同様に、滑脱した腹膜や腸管は、

Column

臍ヘルニアの治療？

　臍ヘルニアが見られたとき、臍にガーゼや絆創膏、硬貨などを貼っても、ヘルニアは治癒しません。自然に戻るのを待ちましょう。

普段は気がつきませんが、泣いたり息んだりして腹に力が入る（腹圧がかかる）と隆起し目立つようになります。隆起は、通常、腹圧がなくなると元に戻ります。なお、鼠径ヘルニアと異なり、隆起が戻らなくなる（嵌頓する）ことはほとんどありませんが、疑われた場合は、一度、医療機関を受診しましょう。

2 陰部の観察と疾患の例

ケース①

・陰嚢がいつもより小さい

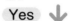 Yes ↓

・陰嚢に触ると、左右ともに何も入っていない感じがする（手ごたえがない）

Yes ↓

・皮膚の上から陰嚢に触ると、やわらかい瘤のようになっている

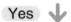 Yes ↓

・陰嚢に触っても、痛みはない

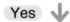 Yes ↓

疑われる疾患：停留精巣（停留睾丸）

（1）停留精巣（停留睾丸）の特徴

精巣（睾丸）は、胎児のうちにつくられ、出生間近に腹膜鞘状突起を通って陰嚢の中に下りてきます（精巣下降または睾丸下降）。この精巣の自然下降は、生後1歳までに完了するといわれています。

停留精巣（停留睾丸）とは、精巣下降（睾丸下降）が完全に終わらず、途中で止まってしまう疾患です。左右のうち片方だけに見られる場合も、両方に見られる場合もあります。

図表2-5 停留睾丸の例

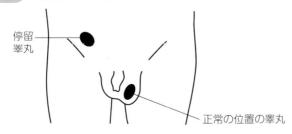

停留睾丸

正常の位置の睾丸

25

　停留精巣（停留睾丸）が10歳以上になっても見られる場合（特に、腹腔内精巣★の場合）は、癌になる可能性も指摘されています。このため、停留精巣（停留睾丸）が疑われたときは、一度、医療機関を受診しましょう。

ケース②

・両足をそろえると、左右の太腿のしわの数が違う
 **Yes**

・仰向けに寝かせて膝を曲げると、左右の膝頭の高さが違う
 Yes

・おむつを替えるときに股関節を曲げると、関節が鳴る
 **Yes**

・歩き始めの動きが遅い
 Yes

・歩き始めに片足（症状の出ているほうの足）を引きずる
 Yes

・歩くときに不安定になる（片足を引きずったり、全身が左右に揺れたり、バランスをとるために尻を突き出したりしている）
 Yes

疑われる疾患：先天性股関節脱臼（だっきゅう）

（２）先天性股関節脱臼

　股関節の構造が弱いために、股関節がずれたり外れたりする疾患です。先天性（生まれつき）という名前ですが、90％くらいは、出生後の不適切な育児環境によって起こる後天的なものといわれています。

図表2-6　先天性股関節脱臼の原因

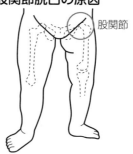

股関節

先天性股関節脱臼は、男児：女児＝１：３〜９と、多くが女児に見られます。

早期に治療を進める必要がありますので、先天性股関節脱臼が疑われたときは、すぐに医療機関を受診しましょう。

ケース③

・肛門の周りが赤く腫れている
Yes ↓

・腫れているところから膿が出ている
Yes ↓

疑われる疾患：肛門周囲膿瘍

（3）肛門周囲膿瘍の特徴

肛門の内側の粘膜には、肛門陰窩という小さなくぼみがあります。肛門周囲膿瘍とは、下痢や便秘が続くなどで、便に存在する大腸菌などの細菌が肛門陰窩に入り込み、皮膚の下に膿がたまってしまう疾患です。

図表2-7　肛門周囲膿瘍の原因

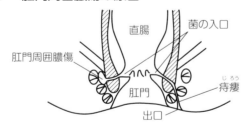

肛門周囲膿瘍は、自然に消えたり、再発を繰り返しても多くの場合は２歳までに見られなくなります。しかし、２歳以上になっても見られる場合は、治療が必要なこともありますので、医療機関を受診しましょう。

27

2 頸部・頭部の観察と疑われる疾患

首や目などの頸部・頭部の観察は、病気の早期発見のために重要です。頸部・頭部は、子どもと毎日顔を合わせていても、意識していないと見逃しがちな場所ですので、ときどき注意して観察しましょう。

1. 頸部の観察と疾患の例

ケース①

・首の顔近くの中心部が腫れている
 Yes ⬇

・腫れている部分に触ると、やわらかく小さな固まりがある
Yes ⬇

・唾を飲むと、腫れている部分が上下に動く
Yes ⬇

・腫れている部分に触っても、痛みはない
 Yes ⬇

・飲む込むときも、異物感はない
 Yes ⬇

疑われる疾患：正中頸嚢胞（せいちゅうけいのうほう）

（1）正中頸嚢胞の特徴

　甲状腺★は、胎児のうちにつくられ、甲状舌管を通って気管の位置に下りてきます。通常、甲状舌管は、甲状腺が下降したあとに消滅します。正中頸嚢胞とは、甲状舌管の一部が残って袋状になったところに、液体がたまる疾患です。

★甲状腺

　頸部前面にある5cm程度の大きさの柔らかい臓器です。身体の維持に重要な役割を果たす甲状腺ホルモンを分泌します。

図表2-8　正中頸嚢胞の外見

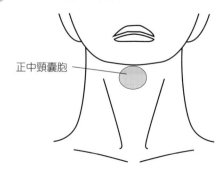

正中頸嚢胞

正中頸嚢胞が疑われたときは、他の疾患★の可能性もあり、嚢胞の完全摘出が必要になりますので、必ず医療機関を受診しましょう。

★他の疾患

異所性甲状腺（甲状腺の組織が通常の場所から離れたところにあり、そこで塊をつくる疾患）や、皮様嚢胞（皮膚の下に皮膚の細胞が迷入して塊をつくる疾患）などがあります。

ケース②

・生後1週間後くらいに、首の片側にしこりができた

Yes ↓

・首がしこりのある側に傾き、顔は反対側を向く

Yes ↓

・顔がいつも同じ方向を向く（首がいつも同じ方向に傾く）

Yes ↓

疑われる疾患：斜頸（しゃけい）

（2）斜頸の特徴

斜頸とは、自然な状態で首が肩に向かって傾いていることをいいます。子どもの場合は、先天性筋性斜頸が多く、首の筋肉の1つである胸鎖乳突筋（きょうさ）（**図表2-9**）が硬く縮み、首が傾きます。

図表2-9 斜頸の外見

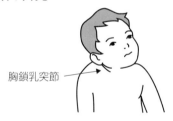

胸鎖乳突節 →

90％以上は1歳くらいまでには自然に元に戻ります。ただし、斜頸が疑われたときは、一度、医療機関を受診しましょう。先天性筋性斜頸の場合、胸鎖乳突筋に腫瘤（しゅりゅう）（こぶ）が見られることがありますが、もんでも効果はありません。

2. 頭部の観察と疾患の例

ケース

・正面から両目を見ると、片方の黒目は真っ直ぐなのに、もう片方は違う方向になっている

Yes ↓

疑われる疾患：斜視

●斜視の特徴

斜視とは、物を見るときに左右の視線がずれる疾患です。一方の目が正面を向いているのに、もう一方の目が別の方向を向きます。視線がずれる方向によって、外斜視、内斜視、上斜視、下斜視などに分けられます。

図表2-10 斜視の例

a. 外斜視

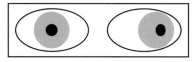

b. 上斜視

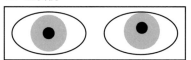

斜視の原因には、遠視★や眼筋の異常、網膜の障害、中枢神経の疾患などさまざまなものがあります。原因により、治療方法も変わりますので、斜視が疑われたときは、できるだけ早く医療機関を受診しましょう。

★遠視

通常、目に入ってくる映像は、水晶体と呼ばれるレンズに当たり、光を感じる場所に焦点が合い、物として見ることができます。しかし、焦点が光を感じる場所よりも遠いほうにずれるものを遠視といいます。

第3章

子どもに見られる感染症と感染症の予防接種

　子どもにとって、感染症は非常に身近にある病気です。そのため、それぞれの感染症の特徴を知り、理解していることが重要です。

　本章では子どもに多く見られる感染症の特徴と、それらの感染症に関する予防接種について解説します。

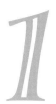

主な感染症と病原体

感染症の原因や発生メカニズムを知ることは、感染の予防につながります。ここでは、病原体の種類、感染症の発生時期などについて説明します。

1. 病原体の種類

感染症とは、病原体が人の体内に侵入して症状が出る病気のことです。病原体は、大きさや構造によって**図表3-1**のように分けられます。

図表3-1 病原体の種類と特徴

種類	プリオン	ウイルス	原核生物	真核生物		
			細菌	真菌	寄生虫	
					原虫	蠕虫（ぜんちゅう）
特徴	核酸をもたない蛋白（たんぱく）構造体	核酸がカプシドに包まれた粒子構造体	細胞壁をもち、核酸はもたない単細胞生物	細胞壁と核酸をもつ単細胞生物	単細胞の寄生虫	多細胞の寄生虫
大きさ	100nm以下（ナノメートル）	20〜300nm	1μm程度（マイクロメートル）	1〜10μm	1〜80μm	2mm〜数m

小← →大

子どもに多く発症する感染症には、病原体ごとに次のようなものがあります。
・**ウイルス**…麻疹（ましん）（はしか）、風疹（ふうしん）（三日ばしか）、手足口病、流行性耳下腺炎（おたふく風邪）、水痘（水疱瘡（ほうそう））、突発性発疹（ほっしん）、ヘルパンギーナ、咽頭結膜熱（プール熱）、インフルエンザ、伝染性紅斑（こうはん）（リンゴ病）
・**細菌**……伝染性膿痂疹（のうかしん）（とびひ）、百日咳、溶連菌感染症（溶結性連鎖球菌感染症）

2 感染症の発症時期

　感染症は、**図表3-2**のように種類によって発症しやすい時期があります。ただし、麻疹、風疹、百日咳は、予防接種によって感染者数が激減しており、子どもにはほとんど見られず、成人の感染者数が増えてきている状況です。

図表3-2　子どもに見られる感染症の発生時期

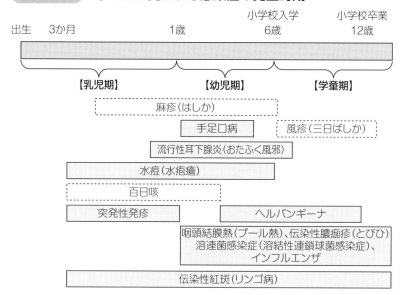

3 病原体の潜伏期間

　感染症は、病原体に感染するとすぐに発症するわけではなく、必ず発症までの時間（潜伏期間）があります。潜伏期間は、次ページの**図表3-3**にあるように、病原体によって異なります。

　また、病原体に感染すると必ず発症するわけではなく、感染しても発症しない場合があります。このことを不顕性感染といいますが、不顕性感染をしている人からもほかの人に感染する可能性はあります。

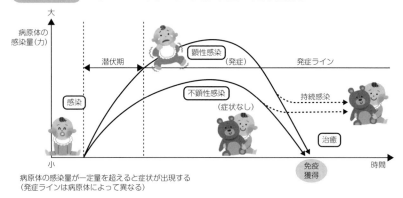

図表3-3 子どもに見られる感染症の潜伏期間

病原体の感染量が一定量を超えると症状が出現する
（発症ラインは病原体によって異なる）

潜伏期間	種類
1〜3日	インフルエンザ
2〜7日	溶連菌感染症（溶結性連鎖球菌感染症）
2〜10日	伝染性膿痂疹（とびひ）
3〜5日	ヘルパンギーナ
3〜6日	手足口病
5〜7日	咽頭結膜熱（プール熱）
10日程度	麻疹（はしか）
1〜2週間	百日咳、突発性発疹
2週間程度	伝染性紅斑（リンゴ病）
2〜3週間	風疹（三日ばしか）、流行性耳下腺炎（おたふく風邪）、水痘（水疱瘡）

4 病原体の感染経路

　病原体の感染経路には、大きく分けて母子感染と水平感染の2つがあります。

（1）母子感染

　母子感染（垂直感染）には、胎盤を通じて感染する経胎盤感染、出生時に産道で感染する産道感染、母乳を通じて母親から感染する母乳感染があります。

　経胎盤感染する病原体には、風疹ウイルス、トキソプラズマ、サイトメガロウイルス（CMV）などがあります。産道感染する病原体には、B型肝炎ウイルス、カンジダ、クラミジアなどがあります。

母乳感染する病原体には、サイトメガロウイルス（CMV）、ヒトT細胞白血病ウイルス1型などがあります。

（2）水平感染

水平感染には、接触感染、飛沫感染、空気感染（飛沫核感染）、媒介感染があります。それぞれの感染経路は、**図表3-4**のとおりです。

なお、新型コロナウイルス感染症は、主に飛沫感染といわれています。

図表3-4 子どもに見られる感染症の感染経路

経路	接触感染	飛沫感染	空気感染（飛沫核感染）	媒介感染
特徴	●感染者（源）に直接接触して感染	●病原体を含む飛沫を吸い込むことにより感染 1m以内／飛沫 水分 5μm以上／経気道感染	●空気中を漂う微細な粒子により感染 数十m／飛沫核 5μm以下／経気道感染	●汚染物を介して感染 血液／食品／タオル／水

感染経路		種類
接触	唾液	風疹（三日ばしか）、流行性耳下腺炎（おたふく風邪）、突発性発疹、伝染性発疹（リンゴ病）、咽頭結膜熱（プール熱）
	目やに	咽頭結膜熱（プール熱）
	便	ヘルパンギーナ、咽頭結膜熱（プール熱）、手足口病、伝染性紅斑（リンゴ病）
	破れた水疱	伝染性膿痂疹（とびひ）、伝染性紅斑（リンゴ病）
飛沫	咳、くしゃみ	麻疹（はしか）、風疹（三日ばしか）、百日咳、ヘルパンギーナ、手足口病、溶連菌感染症（溶結性連鎖球菌感染症）、伝染性紅斑（リンゴ病）、インフルエンザ
	唾液	流行性耳下腺炎（おたふく風邪）、突発性発疹、伝染性紅斑（リンゴ病）
空気		麻疹（はしか）、水痘（水疱瘡）

2 感染症による登園・登校の禁止

感染症の種類によっては、登園や登校を控える必要があります。学校保健安全法*は、特定の感染病にかかっている児童生徒等の出席を停止させることを定めています。停止の場合、期間が経過するか医師の許可が出るまで、登園・登校が禁止となります。

★**学校保健安全法**

幼稚園・小学校・中学校等に在学する幼児・児童・生徒・学生および職員の健康の保持増進を図ることを目的とした法律です。なお、学校保健安全法による出席停止の場合は、児童生徒等は欠席扱いとなりません。

1. 登園・登校禁止となる感染症

登園・登校が禁止となる感染症には、医師の意見書や診断書を受けて保護者が記入した届（登園届）の提出が望ましいとされるものがあります。特に、学校保健安全法施行規則第18条にある感染症の種類のうち、第二種感染症および第三種感染症は、学校保健安全法によって定められた「学校において予防すべき感染症（学校感染症）」です。感染症の分類は、第一種から第三種まで、それぞれ次のとおりです。

- **第一種**……発生はまれですが、重大な感染症です。ペスト、ジフテリアなどがあります。
- **第二種**……飛沫感染し、流行拡大のおそれがある感染症です。
- **第三種**……感染症飛沫感染が主体ではありませんが、放置すれば流行拡大の可能性がある感染症です。腸管出血性大腸菌感染症（O-157）、流行性角結膜炎、急性出血性結膜炎があります。

また、学校保健安全法施行規則第19条では、出席停止の期間の基準が示されています。第二種に分類されるインフルエンザ、百日咳、麻疹、流行性耳下腺炎、風疹、水痘、咽頭結膜熱、結核、髄膜炎菌性髄膜炎の場合、保育所や学校ではこの規則を使用します。特に、インフルエンザには、幼児についての項目が追加されています（**図表3-5イ**）。

図表3-5 　　出席停止の期間の基準

> 一　第一種の感染症にかかった者については、治癒するまで。
> 二　第二種の感染症（結核及び髄膜炎菌性髄膜炎を除く）にかかった者については、次の期間。ただし、病状により学校医その他の医師において感染のおそれがないと認めたときは、この限りでない。

イ　インフルエンザ（特定鳥インフルエンザ及び新型インフルエンザ等感染症を除く）にあっては、発症した後五日を経過し、かつ、解熱した後二日（幼児にあっては、三日）を経過するまで。

ロ　百日咳にあっては、特有の咳が消失するまで又は五日間の適正な抗菌性物質製剤による治療が終了するまで。

ハ　麻しんにあっては、解熱した後三日を経過するまで。

ニ　流行性耳下腺炎にあっては、耳下腺、顎下腺または舌下腺の腫脹が発現した後五日を経過し、かつ、全身状態が良好になるまで。

ホ　風しんにあっては、発しんが消失するまで。

ヘ　水痘にあっては、すべての発しんが痂皮化するまで。

ト　咽頭結膜熱にあっては、主要症状が消退した後二日を経過するまで。

三　結核、髄膜炎菌性髄膜炎及び第三種の感染症にかかった者については、病状により学校医その他の医師において感染のおそれがないと認めるまで。

四　第一種若しくは第二種の感染症患者のある家に居住する者又はこれらの感染症にかかっている疑いがある者については、予防処置の施行の状況その他の事情により学校医その他の医師において感染のおそれがないと認めるまで。

五　第一種又は第二種の感染症が発生した地域から通学する者については、その発生状況により必要と認めたとき、学校医の意見を聞いて適当と認める期間。

六　第一種又は第二種の感染症の流行地を旅行した者については、その状況により必要と認めたとき、学校医の意見を聞いて適当と認める期間。

（学校保健安全法施行規則第19条）

2　提出書類の例

　提出書類の記入例は、次ページの**図表3-6**のとおりです。感染症の種類によっては、復学にあたり、医師の意見書や保護者の届が望ましいものもあります。

【登園許可証明書】

保護者各位

学校伝染病による出席停止について

　お子様の病気が、学校保健法第12条に規定された基準によって、他の園児に伝染する恐れのある場合は、登園出来ないことになっています。完全に治るまで十分に休養させてください。登園を開始する場合は、この期間が過ぎてから、医師の「登園許可証」を持って登園して下さい。尚、この期間は欠席に致しません。

※医師各位　大変お手数ですがご記入の程よろしくお願い致します。

○○市○○-○○
××幼稚園　園長　○○○○

- - - - - - - - - - キリトリセン - - - - - - - - - - - - - - - -

登園許可証明書

クラス＿＿＿＿＿＿＿＿＿＿

園児名＿＿＿＿＿＿＿＿＿＿

上記園児の「病名　　　　　　　　　　　　」は、伝染の恐れがないと認め、
登園することを許可します。

令和　　　年　　　月　　　日

出席停止期間　　　　年　　月　　日　～　　　年　　月　　日

医師　　住所＿＿＿＿＿＿＿＿＿＿＿

　　　　氏名＿＿＿＿＿＿＿＿＿＿＿

【登校許可証明書】

登 校 許 可 証 明 書

児童名＿＿＿＿＿＿＿＿＿＿

　　　月　　　日より登校を許可します

備　考　　　　　　　　　　　　　年　　月　　日

医療機関名
医師名　　　　　　　　印

＊診断名に○をお願いします。

病名	登校のめやす	病名	登校のめやす
インフルエンザ	発症した後5日間を経過し、かつ、解熱した後3日を経過す	流行性角結膜炎	結膜炎の症状が消失してから
百日咳	特有の咳が消失するまで又は5日間の適正な抗菌性物質製剤による治療が終了するまで	急性出血性結膜炎	医師が感染の恐れがないと判断してから
麻疹（はしか）	解熱した後3日を経過するまで	溶連菌感染症（溶結性連鎖球菌感染症）	解熱し抗菌剤内服後1日を経過していること
流行性耳下腺炎（おたふくかぜ）	耳下腺、顎下腺又は舌下腺の腫脹が発現した後5日を経過しかつ全身状態が良好になるまで	マイコプラズマ肺炎	発熱や激しい咳がおさまっていること
風疹（三日はしか）	発しんが消失するまで	ウイルス性肝炎	肝機能が正常であること
水痘（水ぼうそう）帯状疱疹	すべての発しんが痂皮化するまで	感染性胃腸炎ノロウイルスロタウイルスアデノウイルス等	嘔吐下痢等の症状が治まり普段の食事が摂れること
咽頭結膜熱（プール熱）	主な症状が消失して2日を経過するまで	細気管支炎（RSウイルス感染症等）	重篤な呼吸器症状が消失し全身状態が良いこと
結核	感染の恐れがなくなったと認められるまで	髄膜炎菌性髄膜炎	病状により、医師が感染の恐れがないと認めるまで
腸管出血性大腸菌感染症（O-157等）	医師が感染の恐れがないと判断してから	その他	

上記の児童について登校許可をお願いします。

××市長　　○○　○○

【登園届】

登 園 届（保護者記入）

保育所施設長殿
＿＿＿＿＿＿＿＿＿＿＿＿＿

入所児童名＿＿＿＿＿＿＿＿＿＿＿＿＿＿

病名「　　　　　　　　　　　　　　　　　　　」と診断され、

　　　年　　月　　日　医療機関名「　　　　　　　　　　　　　　」において

病状が回復し、集団生活に支障がない状態と判断されましたので登園いたします。

保護者名＿＿＿＿＿＿＿＿＿＿　　　　　印又はサイン

Column

学校保健安全法第二種感染症の覚え方

語呂合わせで、次のように覚えましょう。

「**百日** 前から **流行** の **風水** で **建設** した

百日咳　流行性耳下腺炎　風疹（三日ばしか）　水痘（水疱瘡）　結核

プール の **橋から**

咽頭結膜熱（プール熱）　はしか（麻疹）

ずいずい ざぶん」

髄膜炎菌性髄膜炎　インフルエンザ

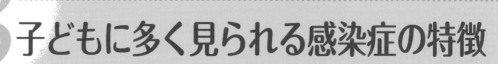

3 子どもに多く見られる感染症の特徴

本章1で解説した子どもに多く見られる感染症について、それぞれの特徴をまとめます。

1 麻疹（はしか） 第二種感染症

麻疹ウイルスの飛沫感染・空気感染が原因です。潜伏期間は9～11日です。

麻疹は、一般的に、カタル期・発疹期・回復期に分けられ、もっとも感染力が強いのはカタル期で、口の中に白っぽい砂粒大の斑点（コプリック斑）が現れます。このカタル期に発熱があり、発疹期には一時的に解熱しますが、再度発熱します。発疹期の発疹は、耳の後ろから顔全体に広がります。合併症として脳炎を発症することがありますが、合併症がなければ特別な治療は不要であり、対処療法と安静で軽快します。

ワクチンで予防が可能です。感染者と接触後72時間以内であれば、麻疹ワクチンが有効です。

2 風疹（三日ばしか） 第二種感染症

風疹ウイルスの飛沫感染が原因です。潜伏期間は2～3週間です。

5～15歳の子どもに多く、乳幼児には少ないです。4～6年周期で流行し、発疹が現れる7日前から感染力があります。通常は、軽症で合併症がなければ発疹から数日で軽快します。

妊娠初期に感染すると先天性風疹症候群になりますが、成人前のワクチン接種で予防が可能です。

3 手足口病

原因はコクサッキーA16やエンテロウイルス71などの飛沫感染・経口感染が原因です。潜伏期間はおおよそ3～6日です。

症状が消えても数週間は糞便にウイルスが排泄され、感染源となります。乳幼児に多く、夏に流行します。微熱が出ることもあり、手や足、膝関節、口腔粘膜に水疱性丘疹が見られます。通常は、自

然に治癒します。

　特別な治療法や予防法はありませんが、感染を防ぐためには手洗いをしっかりとすることと、排泄物を適切に処理することです。

4　流行性耳下腺炎（おたふく風邪）　第二種感染症

　ムンプスウイルスの飛沫感染が原因です。潜伏期間はおおよそ16〜18日です。

　40％程度は不顕性感染で、一度感染すると終生免疫を獲得し、二度と感染しません。75％が左右の耳下腺★が腫れますが、耳下腺が腫れる7日前から腫れた9日後ぐらいの間が感染の可能性が高いです。

　生ワクチン（弱毒化ワクチン）で予防が可能です。

5　水痘（水疱瘡）　第二種感染症

　帯状疱疹ウイルスの飛沫感染・接触感染・空気感染が原因です。潜伏期間は通常14〜16日です。

　軽い発熱と一緒に発疹が現れ、小さい赤い紅斑がだんだんと丘疹になり、水疱ができます。通常、瘢痕は残りませんが、爪などで掻いて破ってしまうと、黄色ブドウ球菌感染によって化膿し、治っても瘢痕が残ります。発疹の現れる1日前からすべての皮疹が痂皮（かさぶた）になるまでが感染の可能性があり、非常に感染力が強いです。

　水痘生ワクチンで予防が可能です。

6　突発性発疹

　ヒトヘルペスウイルスの飛沫感染・経口感染・接触感染が原因です。潜伏期間はおおよそ10日です。

　生まれて初めての感染症ともいえ、母親からの免疫が消失する生後5か月以降の乳児に見られます。突然発熱し、解熱とともに全身に発疹が現れます。

　特別な治療法や予防法はありませんが、予後は良好な疾患です。

★耳下腺

　耳の前方から下方に位置し、唾液を分泌する器官です。

第1編　子どもの健康を考えよう（検定3級・2級範囲）……………　第3章　子どもに見られる感染症と感染症の予防接種

41

7 ヘルパンギーナ

　コクサッキーウイルスの接触感染・飛沫感染が原因です。潜伏期間はおおよそ2～4日です。

　夏に多く発生し、39℃以上の突然の発熱と咽頭痛があり、口腔粘膜に水疱や潰瘍が現れます。

　なお、特別な治療法や予防法はありません。

8 咽頭結膜熱（プール熱）　第二種感染症

★アデノウイルス

　風邪症候群を引き起こす原因となるウイルスの1つです。感染すると、咽頭炎、結膜炎、高熱を発症します。

　アデノウイルス★の飛沫感染・接触感染が原因です。潜伏期間はおおよそ5～7日です。

　夏に流行し、プールの水を介して感染することが多いので、プール熱ともいわれます。プール以外では飛沫感染が主になります。主に発熱、咽頭痛、結膜炎が見られます。

　なお、特別な治療法や予防法はありません。

9 インフルエンザ　第二種感染症

　インフルエンザウイルスの飛沫感染が原因です。潜伏期間はおおよそ1～3日です。

　冬に流行し、悪寒、発熱、頭痛、関節痛、筋肉痛が見られます。治療には、抗ウイルス薬が使用されます。なお、インフルエンザの発熱時の解熱薬として、市販薬のジクロフェナク（ボルタレン）や非ステロイド性抗炎症薬の使用は避けるべきです。これらの使用は脳炎になる可能性が高く、発熱に対してはアセトアミノフェンまたはイブプロフェンを使用するべきです。

　不活化ワクチンで予防が可能です。

10 伝染性紅斑（リンゴ病）

　ヒトパルボウイルスB19の飛沫感染・接触感染が原因です。潜伏期間はおおよそ4～12日です。

　学童期前後の子どもに流行します。顔がリンゴのように赤くなるので、リンゴ病ともいわれます。風邪の症状の後に頬に蝶形紅斑が見られ、さらにその後、四肢にレース状紅斑が現れますが、1～2

日で消えます。

なお、特別な治療法や予防法はありません。

11 伝染性膿痂疹（とびひ）

主に黄色ブドウ球菌★の接触感染が主な原因です。潜伏期間はおおよそ2～10日です。

夏に幼小児に感染します。小水疱が発生し、その水疱は簡単に破裂し周囲に新しい水疱をつくります。抗生物質の投与によって数日で痂皮となり、瘢痕を残さず治癒します。

なお、特別な治療法や予防法はありません。

12 百日咳 　第二種感染症

百日咳菌の飛沫感染が原因です。潜伏期間はおおよそ7～10日です。

咳が2か月程度続き、治療には抗生物質、咳には対処療法があります。

通常、百日咳ワクチンで予防が可能です。日本では、DPI-IPV★という4種混合ワクチン接種が行われています。

13 溶連菌感染症（溶結性連鎖球菌感染症）

溶連菌の飛沫感染・経口感染・接触感染が原因です。潜伏期間はおおよそ2～3日です。

猩紅熱ともいわれます。咽頭炎のあとに悪寒、発熱、咽頭痛、頭痛、下痢、嘔吐が見られますが、最近では軽症例が多くなっています。また、皮膚の炎症（丹毒）も見られます。なお、発症の数週間後に、リウマチ熱や急性糸球体腎炎★を発症することがあるので、注意が必要です。

なお、特別な治療法や予防法はありません。

★黄色ブドウ球菌

皮膚や消化管に存在するブドウの房のような形をした菌の一種です。菌量が少なければ、からだに影響しませんが、多い場合や、からだの免疫が落ちている場合は、菌の毒性が上がり、病気を発症させます。

★DPI-IPV

ジフテリア、百日咳、破傷風、ポリオの4種類が対象です。

★急性糸球体腎炎

急性上気道炎（溶連菌感染）の後に、10日前後の潜伏期間を経て血尿・蛋白尿、尿量減少、むくみ（浮腫）、高血圧で発症する一過性の急性腎炎症候群のことです。子どもに多い疾患ですが、予後は比較的良好です。

第1編 子どもの健康を考えよう（検定3級・2級範囲）　第3章 子どもに見られる感染症と感染症の予防接種

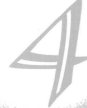

感染症に対する予防接種

感染症を予防するために、感染症に対する予防接種を知っておくことが重要です。ここでは、感染症に対する予防接種の知識として、行うべき病原体の種類や行うべき時期、また、行ううえでの注意点などを説明します。

1. 予防接種法による病原体の種類

予防接種には、病原体の種類によって任意予防接種と定期予防接種の2つがあります。任意予防接種は、接種を受けるか受けないかを選択できます。定期予防接種は、予防接種法★で接種年齢（月齢）および接種間隔が定められていて、接種を受ける努力義務のあるものです。

それぞれの例は、以下のとおりです。

> ①**任意予防接種の対象例**
> ロタウイルス、インフルエンザウイルス、A型肝炎
> ②**定期予防接種の対象例**
> B型肝炎、小児用肺炎球菌、インフルエンザ菌b型（ヒブ）、DPT-IPV★、BCG、麻疹・風疹（MR★）、水痘、日本脳炎

2020年10月1日から、異なるワクチンの接種間隔について、注射生ワクチン★同士を接種する場合は27日以上あける制限は維持しつつ、その他のワクチンの組み合わせについては、一律の日数制限は設けないことになりました。

なお、日本小児科学会が推奨する予防接種スケジュール（2021年3月改訂版）は、**図表3-7**のとおりです。

予防接種法に基づく予防接種を受けた人に健康被害が起きた場合、その健康被害が接種を受けたことによるものと厚生労働大臣が認定したときは、市町村により給付が行われます。

2. ワクチンの種類

ワクチンの種類は、通常、生ワクチン（弱毒化ワクチン）、不活化ワクチン、組み換えタンパク質ワクチン、mRNAワクチンの大きく4種類に分けられます。

★予防接種法

伝染のおそれがある疾患の発生を予防するための法律です。国民の健康の保持に寄与するとともに、予防接種による健康被害の迅速な救済を図ることを目的としています。

★DPT-IPVワクチン

DPTワクチンに不活化ポリオワクチンを加えた混合ワクチンです。

★MRワクチン

麻疹（Measles）と風疹（Rubella）の混合ワクチンです。

★注射生ワクチン

麻疹風疹混合ワクチン、水痘ワクチン、BCGワクチン、おたふくかぜワクチンなどがあります。

図表3-7　予防接種スケジュール

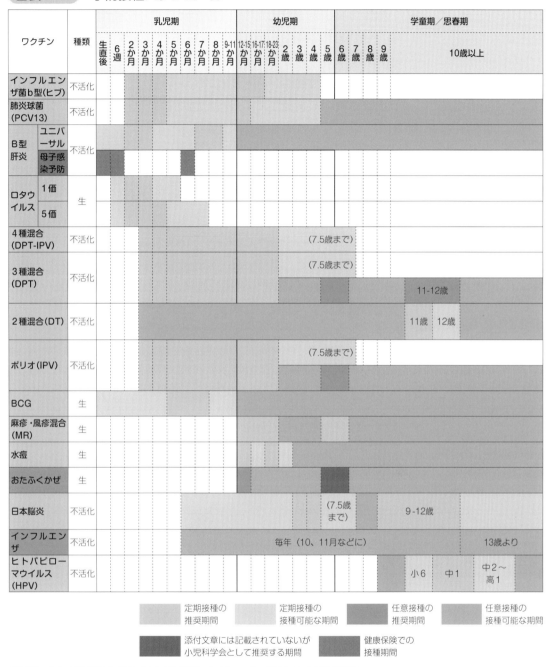

（出典）日本小児科学会推奨する予防接種スケジュール（2021年3月改訂版）

①生ワクチン

　培養を繰り返して毒性の弱くなった細菌やウイルスを使用するものです。麻疹、風疹、BCGがこれにあたります。生ワクチンの毒性は弱くなっているだけなので、ごくわずかですが、接種することで病気になる可能性があります。

　生ワクチンを接種した場合は、次のワクチンを接種するまでに27日以上間隔をあける必要があります。

②不活化ワクチン

　薬剤処理をして感染・発症する能力を失わせた病原体を使用するものです。インフルエンザやポリオがこれにあたります。感染性がないウイルス自体を投与することで免疫システムにウイルスの構造を記憶させ、免疫をつけるという方法です。生ワクチンに比べ副反応が少ないと考えられていますが、免疫が維持される期間は比較的短く、期間をあけて複数回接種しなければならない場合もあります。

③組み換えタンパク質ワクチン

　ウイルスの構造の一部（タンパク質）を使って産生したタンパク質を使う方法です。B型肝炎、百日咳、破傷風などがこれにあたります。

　生ワクチン・不活化ワクチンと比べて、ウイルスそのものを投与しないぶん、副反応が起こりにくいものです。

④mRNAワクチン

　新型コロナウイルスのワクチンとして初めて使われたものです。ウイルスの表面の突起部分の設計図を接種してからだの中で抗体を産生させ、免疫をつけるという方法です。

3 予防接種を行うときの注意点

　ウイルス検査や抗体検査を行い、両方の結果からすでに感染したことがあると確実にわかっており、十分な抗体値があるものについては、予防接種を受ける必要はありません。「昔、かかったことがある」と思っていても確実ではないことが多いので、自己判断はせずに医療機関を受診し、検査を受けるようにしてください。

　また、急性感染症にかかったあとは、一定期間、予防接種を控える必要があります。軽症で元気であれば、予防接種を受けられることがありますが、予診時の医師の判断によります。一般的に、接種直前の検温で37.5℃以上の発熱があった場合、予防接種は受けられ

ません。

　予防接種によるアレルギー反応の多くは、接種後30分以内に起こるので、接種後30分はじん麻疹、咳、嘔吐など、変わったことがないかに注意が必要です。重度のアレルギー反応（アナフィラキシー）になると呼吸困難など命にかかわるので、決して無理をせずに、何かあった場合は医療機関の受診をお勧めします。なお、接種当日の入浴も問題はありません。ただし、数日は、接種部位の痛みや腫れの観察をすることが重要です。

　組み換えタンパク質ワクチン、mRNAワクチン以外のワクチンの生成には、鶏やウズラの卵を使用しています。できたワクチンにはごく微量の卵成分しか残りませんが、強い卵アレルギーのある場合は注意が必要です。接種前に、医師との相談をお勧めします。

Column

バイタルサインの測定

　バイタルサインは生命兆候と訳されます。医療機関で、全身状態の簡単な指標として測定され使用されます。

　呼吸数、脈拍、血圧、体温、意識を見るのですが、病院などで脈拍や血圧、体温を測定されたことはあっても、呼吸数を測定されたことはないですよね。

　これは、患者に「呼吸数を測ります」と言うと、意識してしまい普通の呼吸にならないからで、患者が自分で呼吸を変えないよう、患者にわからないうちに測定しています。

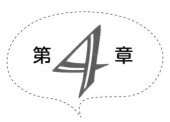

第**4**章

各症状への 対応

　子どもの体調変化は、突然起きます。症状が出たときにあわてず、適切な対応をとることが、早期発見・早期治療にもつながります。

　本章では、代表的な症状ごとに現れたときの対応を解説します。

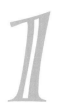

発熱時の対応

子どもの発熱は、最もよく見られる症状です。発熱時の対応を知ることで、重大な病気を早期に発見できること、また、深刻な合併症を予防することができます。発熱時の対応を的確に行うことは、子どもの病気を悪化させないためにも非常に重要なことです。

1. 家庭での対応

（1）症状と状況の観察

発熱時には、まず、熱が病的なものであるかどうかを確認します。体温は、外気温、衣服などの環境の変化によっても上昇します。また、興奮や緊張などの心理的なもので交感神経が刺激された場合も上昇します。発熱が見られたときは、条件を変えて、数回、体温測定をしましょう。

（2）症状が出たときの対応

発熱と同時に震えが見られることがあります。病気と闘うために、からだは熱を産生します。熱が上がることで免疫力が向上するからです。まず、末梢血管を収縮させ、熱の放散を防ぎます。これによって、発熱の初期には顔面が蒼白（ほうはく）に見えるのです。それでも熱が不足すると、筋肉を震わせて熱を発生させようとします。このために震えが見られます。

からだが必要な熱が得られると震えは自然に止まり、顔色も赤みがさしてきます。その後、病気がよくなる時期＝熱を必要としない時期になると、放散させるために汗をかきます。これを気化熱といいます。からだが回復してきたために汗をかくので、無理に温めて汗を出せば早く治るというものでは、決してありません。

回復期には汗が出るので、衣服の着替えをこまめに行います。入浴は体力を奪うので、熱が下がったら行うようにします。脱水状態になる可能性が高いので、こまめな水分補給が必要です。冷やしすぎないように注意して、保冷剤等で頭や腋（わき）の下を冷やすのも効果的です。

（3）症状が示すサイン

①子どもの発熱

ウイルスが侵入すると、からだは熱を出して免疫力を上げようと

します。そのため、必要以上に解熱剤★を使用することは控え、発熱でつらいときにのみ解熱剤を使用します。ただし、熱が下がるのは一時的で、解熱剤の効果がなくなればまた熱は上昇します。解熱剤は、熱を下げるだけで病気を治しているわけではないので、過剰に使用しないようにしましょう。

②乳幼児の発熱

　生後3～5か月の子どもは、胎児のときや授乳時に母親から受け継いだ免疫グロブリンにより、一般的に発熱を起こすような病気にはかからないといわれています。したがって、この時期に発熱した場合は重大な感染症が疑われるため、迅速に対応をする必要があります。

　免疫グロブリンは、病原体と闘う免疫反応に活躍する物質で、IgG、IgM、IgA、IgD、IgEの5種類があります。出生後すぐにはこの免疫グロブリンをつくれません。しかし、IgGは、胎盤を通して母親から受け取っており、IgAは、母乳（特に初乳）を通して受け取っています。

図表4-1 乳幼児の免疫グロブリン量の変化

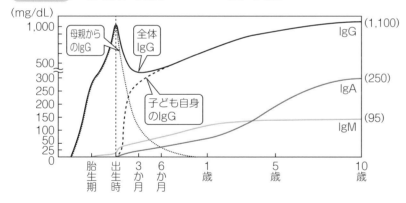

2　保育所など施設での対応

　厚生労働省の「保育所における感染症対策ガイドライン★（2018年改訂版）」には、発熱時の対応として、保育所への登園の可否や保育所での対応が示されています。内容は、次ページの**図表4-2**のとおりです。

★解熱剤

　子ども用には、アセトアミノフェンという成分の解熱剤を使用します。発熱したら使用するもので、定期的に使用したり、予防目的では使用しません。

★保育所における感染症対策ガイドライン

　医師や看護師、保育所の施設長などで構成される研究チームにより作成された「保育園における感染症の手引き」に基づくガイドラインです。乳幼児期の特性を踏まえた感染症対策の基本が示されています。

<保育中の対応について>

保護者への連絡が望ましい場合	至急受診が必要と考えられる場合
○　38℃以上の発熱があり、 ・元気がなく機嫌が悪いとき ・咳（せき）で眠れず目覚めるとき ・排尿回数がいつもより減っているとき ・食欲なく水分が摂れないとき ※　熱性けいれんの既往児が37.5℃以上の発熱があるときは医師の指示に従う。	○　38℃以上の発熱の有無に関わらず、 ・顔色が悪く苦しそうなとき ・小鼻がピクピクして呼吸が速いとき ・意識がはっきりしないとき ・頻回な嘔吐（おう）や下痢があるとき ・不機嫌でぐったりしているとき ・けいれんが起きたとき ○　3か月未満児で38℃以上の発熱があるとき

<登園前に保護者から相談を受けた場合の対応について>

　以下の表に該当する場合には、登園を控えるよう保護者に伝えるなどの対応が必要。

登園を控えるのが望ましい場合
○　24時間以内に38℃以上の熱が出た場合や、又は解熱剤を使用している場合。 ○　朝から 37.5℃を超えた熱があることに加えて、元気がなく機嫌が悪い、食欲がなく朝食・水分が摂れていないなど全身状態が不良である場合。 　※　例えば、朝から 37.8℃の熱があることに加えて、機嫌が悪く、食欲がないなど全身状態が不良な場合、登園を控えるのが望ましいと考えられる。 　　　一方、37.8℃の熱があるが、朝から食欲があり機嫌も良いなど全身状態が良好な場合、一律に登園を控える必要はないと考えられる。 （例示した発熱時の体温はめやすであり、個々の子どもの平熱に応じて、個別に判断が必要）

（出典）厚生労働省「保育所における感染症対策ガイドライン（2018年改訂版）」

3 発熱が見られる代表的な疾患

　子どもの発熱が見られる代表的な疾患の名称と特徴は、以下のとおりです。

（1）風邪症候群

　急性鼻咽頭炎、普通感冒、急性上気道炎といわれ、すべて同じ意

味です。大部分はウイルスが原因です。

（2）インフルエンザ

　冬から春先に多く流行します。突然、38℃以上の高熱が出るとともに、悪寒、頭痛、筋肉痛、関節痛、全身倦怠感が現われます。また、元気がない、食欲がない、ぐったりしているといった様子が見られます。乳幼児は、自分の不調や症状をはっきりと訴えることができません。このため、不機嫌になったり、歩くことを嫌がったり、抱っこから降りなくなったりします。

（3）突発性発疹

　カタル症状★のない高熱が2〜4日続きます。熱が下がるとともに、顔、首、胸、腹などの体幹部に丘状紅斑★が現われます。

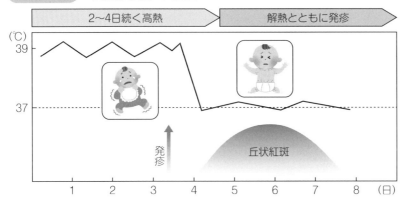

| 図表4-3 | 突発性発疹の経過 |

（4）麻疹（はしか）

　上気道感染★が起き、両頬の裏側の口内粘膜にコプリック斑が現われます。熱が3〜4日続き、少し上がる傾向が見られたあと、再度高熱が出ます（次ページ**図表4-4**）。

（5）風疹（三日ばしか）

　首や後頭部のリンパ節が腫れ、発熱と同時に、顔面、体幹に発疹が現われます（次ページ**図表4-5**）。

（6）水痘（水疱瘡）

　一般的には、発熱し、全身倦怠感が出て、体幹を中心に紅斑が現

★カタル症状

咽頭痛、咳、鼻水などの症状です。

★丘状紅斑

　皮膚に見られる赤みを伴った直径1cm以下の大きさの隆起です。

★上気道感染

　鼻、咽頭部に病原体が感染したことで起きる疾患です。

われます。ただし、子どもの場合は、発熱しないことも多いです。
紅斑は、熱が下がったあと、水疱または膿疱、痂皮へと変化します
（**図表4-6**）。急性小脳失調症、水痘髄膜炎を合併することもあり
ます。

図表4-4 麻疹の経過

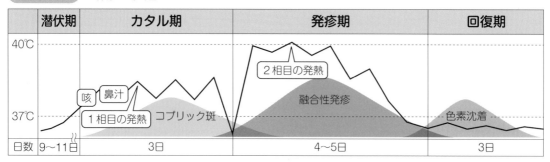

図表4-5 風疹の経過

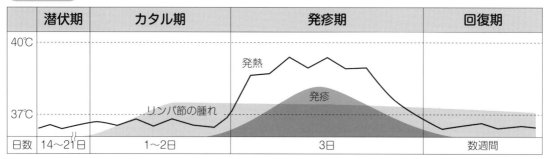

図表4-6 水痘の経過

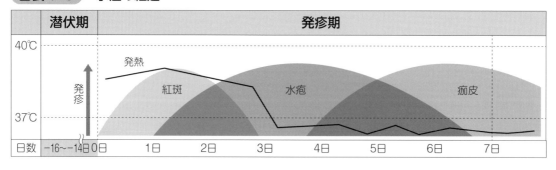

（7）ヘルパンギーナ

　突然、39℃以上の高熱が出るとともに、口蓋垂★の周囲など口腔
内にアフタ（丸い形をした潰瘍）が現われます。

（8）流行性耳下腺炎（おたふく風邪）

　耳下腺（多くの場合、両側）が腫れ、熱と腹痛が見られます。

★口蓋垂

喉の奥にある垂れた
部分です。

（9）咽頭結膜熱（プール熱）

咽頭炎や結膜炎とともに、突然、39℃以上の高熱が出ます。

（10）伝染性単核球症

EBウイルス*が原因で、唾液によって感染するのでキス病ともいいます。ほとんどの子どもが2～3歳で感染します。

（11）溶連菌感染症（溶結性連鎖球菌感染症）

幼児期～学童期に多く見られます。咽頭炎や扁桃炎とともに、39℃以上の高熱が出ます。全身に発疹が現われます。

（12）リウマチ熱

溶連菌感染後に発症する膠原病*疾患です。

（13）川崎病

4歳以下の乳幼児のうち、男児に多く見られます。原因不明の全身性血管炎で、判断基準は**図表4-7**になります。近年徐々に増加傾向にあり、発症件数は年間1万程度です。

図表4-7 川崎病の判断基準

①5日以上続く発熱（38度以上）
②発疹
③両方の目が赤くなる（両側眼球結膜充血）
④唇が赤くなったり、苺舌*がみられる
⑤病気の初期に手足がはれたり、手のひらや足底が赤くなったりする
　熱が下がってから、手足の指先から皮膚がむける膜様落屑（まくようらくせつ）がある
⑥片側の首のリンパ節がはれる
※熱が下がってから、爪の先から皮膚がむけてくる

（出典）国立循環器病研究センター「知っておきたい循環器病あれこれ」公益財団法人　循環器病研究振興財団

（14）細菌性髄膜炎

発熱のほか、極度の不機嫌、頭痛、嘔吐、意識障害、けいれんなどが見られます。

★EBウイルス

Epstein-Barrウイルス（エプスタイン・バーウイルス）の略です。EBウイルスの感染者の約15～20％は唾液中にウイルスを排泄し、感染源となります。

★膠原病

真皮・靭帯（じんたい）・腱・骨・軟骨などを構成する蛋白質（コラーゲン）を膠原繊維といいます。膠原病は、この膠原繊維に障害・炎症を起こす疾患の総称です。

★苺舌

舌の表面にイチゴのような細かい粒状のものが現れます。

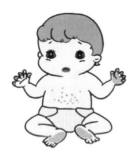

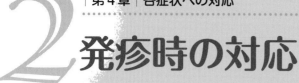

2 発疹時の対応

　発疹は、子どものさまざまな病気で現れる症状の1つで、対応を知ることは非常に重要です。ここでは、発疹時の対応、対応の注意点とともに、保育所などの施設での対応について説明します。

1 家庭での対応

（1）症状が出たときの対応

　発疹時には、子どもが無意識に発疹を掻いて皮膚を傷つけないように、爪を切っておきましょう。掻きむしりを予防するために子どもに手袋をさせることがありますが、ストレスになる可能性が高いので控えましょう。かゆみを抑えるために、発疹の部分を冷たいタオルなどで軽く冷やしたり、軽く叩いたりすることも効果的です。反対に、温かくするとかゆみが増しますので、室温は低めに設定し、湿度はやや高めにしておきます。

（2）対応の注意点

　同じように見える発疹でも、原因が異なることもあります。発疹は、長時間残らず、しばらくしたら消えることもあるため、見つけた時点で携帯電話やスマートフォンなどで写真を撮っておくとよいでしょう。医療機関受診時に医師にそれを見せることで、診断の材料になります。原因が違えば、それぞれ治療に用いる薬も違います。同じ発疹が再発したと考えて、以前処方された薬を塗布すると症状を悪化させることもあるので、自己判断は厳禁です。

　おむつかぶれは、皮膚が乾いていない状態でおむつをさせることで起きます。おむつを替えるときは、まずは肌を拭いて、皮膚をよく乾かします。ただし、ドライヤーを使用して乾燥させることは厳禁です。

2 保育所など施設での対応

　厚生労働省「保育所における感染症対策ガイドライン（2018年改訂版）」には、発疹時の対応が示されています。内容は、**図表4-8**のとおりです。

図表4-8 発疹時の対応

＜保育中の対応について＞

保護者に連絡し、受診が必要と考えられる場合
○　発しんが時間とともに増えたとき 　発しんの状況から、以下の感染症の可能性を念頭におき、対応すること 　・かぜのような症状を伴う発熱後、一旦熱がやや下がった後に再度発熱し、赤い発しんが全身に広がった（麻しん） 　・微熱程度の熱が出た後に、手の平、足の裏、口の中に水疱が出た（手足口病） 　　※膝やおしりに発しんが出ることもある 　・38℃以上の熱が3～4日続き下がった後、全身に赤い発しんが出た（突発性発しん） 　・発熱と同時に発しんが出た（風しん、溶連菌感染症） 　・微熱と同時に両頬にりんごのような紅斑が出た（伝染性紅斑） 　・水疱状の発しんが出た（水痘） 　　※発熱やかゆみには個人差がある ※　食物摂取後に発しんが出現し、その後、腹痛や嘔吐などの消化器症状や、息苦しさなどの呼吸器症状が出現してきた場合は、食物アレルギーによるアナフィラキシーの可能性があり、至急受診が必要となります。 　（参照：「保育所におけるアレルギー対応ガイドライン」 　　　　　http://www.mhlw.go.jp/bunya/kodomo/pdf/hoiku03.pdf 　　　　　「保育所におけるアレルギー対応ガイドラインQ＆A」 　　　　　http://www.mhlw.go.jp/bunya/kodomo/pdf/hoiku04.pdf）

＜登園前に保護者から相談を受けた場合の対応について＞

　以下の表に該当する場合には、登園を控えるよう保護者に伝えるなどの対応が必要。

登園を控えるのが望ましい場合
○　発熱とともに発しんのある場合。 ○　感染症による発しんが疑われ、医師より登園を控えるよう指示された場合。 ○　口内炎がひどく食事や水分が摂れない場合。 ○　発しんが顔面等にあり、患部を覆えない場合。 ○　浸出液が多く他児への感染のおそれがある場合。 ○　かゆみが強く手で患部を掻いてしまう場合。

（出典）厚生労働省「保育所における感染症対策ガイドライン（2018年改訂版）」

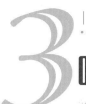

3 嘔吐時・下痢時・腹痛時の対応

消化器症状である嘔吐や下痢は、対応を誤ると脱水を起こし、危険な状態になる可能性があるので、正しい知識をもっておくことが重要です。ここでは、症状への対応のほか、疾患の種類について説明します。

1 嘔吐時の家庭での対応

（1）症状と状況の観察

嘔吐時には、まず、病的なものであるかの確認をします。特に乳児の場合は、比較的よく嘔吐します。母乳やミルクの与えすぎによって起きる吐乳や、咳き込みによって起きることもあります。

口の端からだらだらとあふれるように出てくる吐乳を、溢乳（いつにゅう）といいます。胃の噴門部のしまりが悪いために、飲んだものが食道を逆流することも原因の1つです。

（2）症状が出たときの対応

空気と一緒に嘔吐する場合は、げっぷをさせるようにします。ミルクを与えたあとに乳児を抱え、縦に抱いて背中をとんとんと叩くとげっぷします。なお、嘔吐したときは、子ども自身も驚いているので、まずは安心させるために抱いて落ち着かせましょう。

嘔吐が病的なものと疑われる場合は、何よりも脱水に注意をしてください。水分を口から摂取するのが困難な場合は、すぐに医療機関を受診しましょう。

2 嘔吐時の保育所など施設での対応

厚生労働省「保育所における感染症対策ガイドライン（2018年改訂版）」には、嘔吐時の対応として、保育所への登園の可否や保育所での対応が示されています。内容は、**図表4-9**のとおりです。

図表4-9 嘔吐時の対応

＜保育中の対応について＞

保護者への連絡が望ましい場合	至急受診が必要と考えられる場合
○ 複数回の嘔吐があり、水を飲んでも吐くとき ○ 元気がなく機嫌、顔色が悪いとき ○ 吐き気がとまらないとき ○ 腹痛を伴う嘔吐があるとき ○ 下痢を伴う嘔吐があるとき	○ 嘔吐の回数が多く、顔色が悪いとき ○ 元気がなく、ぐったりしているとき ○ 血液やコーヒーのかすの様な物を吐いたとき ○ 嘔吐のほかに、複数回の下痢、血液の混じった便、発熱、腹痛等の諸症状が見られるとき ○ 脱水症状と思われるとき 　（以下の症状に注意すること） 　・下痢と一緒に嘔吐 　・水分が摂れない 　・唇や舌が乾いている 　・尿が半日以上出ない 　・尿の量が少なく、色が濃い 　・目が落ちくぼんで見える 　・皮膚の張りがない ※ 頭を打った後に嘔吐したり、意識がぼんやりしたりしている時は、横向きに寝かせて救急車を要請し、その場から動かさない。

＜登園前に保護者から相談を受けた場合の対応について＞

　以下の表に該当する場合には、登園を控えるよう保護者に伝えるなどの対応が必要。

登園を控えるのが望ましい場合
○ 24時間以内に複数回の嘔吐がある、嘔吐と同時に体温がいつもより高いなどの症状がみられる場合。 ○ 食欲がなく、水分も欲しがらない、機嫌が悪く元気がない、顔色が悪くぐったりしているなどの症状がみられる場合。

（出典）厚生労働省「保育所における感染症対策ガイドライン（2018年改訂版）」

3　嘔吐が見られる代表的な疾患

　子どもの嘔吐が見られる代表的な疾患の名称と特徴は、以下のとおりです。

（1）肥厚性幽門狭窄症

　生後2～3週頃から、胃の出口の筋肉（幽門輪筋）が肥厚してくることが原因します。胆汁を含まない透明な胃液を噴水状に嘔吐します。

図表4-10　肥厚性幽門狭窄症の原因

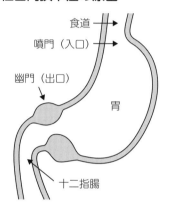

　脱水、体重増加不良が見られ、上腹部の右側に触ると、腫瘤（しこり）があることがわかります。

> 肥厚性幽門狭窄症の場合、水分栄養が不足しているため喉が渇き、空腹になるため、嘔吐はしても母乳やミルクを飲む力（哺乳力）は良好です。

（2）先天性腸閉鎖症

　生まれつき腸や肛門が閉塞していたり、腸の運動機能が悪かったりする場合に見られます。胆汁を含んだ緑色の嘔吐をします。腹部の膨満が見られます。

（3）周期性嘔吐症（アセトン血性嘔吐症、自家中毒症）

　原因は特定できず、病原体の感染やストレスがきっかけとなります。2～10歳の小児に多く見らます。起床時に急に元気がなくなり嘔吐するといった症状を繰り返します。

（4）ノロウイルス感染症

　ノロウイルスの経口感染が原因です。嘔吐のほか下痢の症状が見られます。1～2日で自然治癒することが多いのですが、獲得した免疫は短時間しか効果がないので、何度も感染します。ノロウイル

ス消毒にアルコールは無効で、次亜塩素酸ナトリウムを使用します。

4 下痢時の家庭での対応

（1）症状と状況の観察

　下痢時には、まず、病的なものであるか確認します。下痢は、特に乳児の場合は、比較的よく起きるもので、ミルクの飲みすぎや、朝起きてすぐの授乳によっても起こります。

（2）症状が出たときの対応

　食べたことのないものを初めて摂取したあとは、下痢をすることがあります。下痢のために眠れなくなることもあるので、初めてのものは午前中に食べさせるようにします。病的な下痢であるかを判断するためには、便の色と形状をよく観察します。下痢が病的なものであると疑われる場合にも、まず、脱水に注意します。

5 下痢時の保育所など施設での対応

　厚生労働省「保育所における感染症対策ガイドライン（2018年改訂版）」には、下痢時の対応として、保育所への登園の可否や保育所での対応が示されています。内容は、次ページの**図表4-11**のとおりです。

＜保育中の対応について＞

保護者への連絡が望ましい場合	至急受診が必要と考えられる場合
○　食事や水分を摂るとその刺激で下痢をするとき ○　腹痛を伴う下痢があるとき ○　水様便が複数回みられるとき	○　元気がなく、ぐったりしているとき ○　下痢の他に、機嫌が悪い、食欲がない、発熱がある、嘔吐する、腹痛があるなどの諸症状がみられるとき ○　脱水症状がみられるとき 　　（以下の症状に注意すること） ・下痢と一緒に嘔吐 ・水分が摂れない ・唇や舌が乾いている ・尿が半日以上出ない ・尿の量が少なく、色が濃い ・米のとぎ汁のような白色水様便が出る ・血液や粘液、黒っぽい便が出る ・けいれんを起こす

＜登園前に保護者から相談を受けた場合の対応について＞

以下の表に該当する場合には、登園を控えるよう保護者に伝えるなどの対応が必要。

登園を控えるのが望ましい場合
○　24時間以内に複数回の水様便がある、食事や水分を摂るとその刺激で下痢をする、下痢と同時に体温がいつもより高いなどの症状がみられる場合。 ○　朝に、排尿がない、機嫌が悪く元気がない、顔色が悪くぐったりしているなどの症状がみられる場合。

（出典）厚生労働省「保育所における感染症対策ガイドライン（2018年改訂版）」

6　下痢が見られる代表的な疾患

　子どもの下痢が見られる代表的な疾患の名称と特徴は、以下のとおりです。

（1）ロタウイルス感染症

　急性胃腸炎で、乳幼児期（0～6歳頃）にかかりやすい病気です。主な症状は、水のような下痢、吐き気、嘔吐、発熱、腹痛です。

一般的に、5歳までにほぼすべての子どもがロタウイルスに感染するといわれています。脱水症状がひどい場合は、入院治療が必要になることがあります。5歳までの急性胃腸炎の入院患者のうち、40～50％前後はロタウイルスが原因です。

（2）食中毒（ブドウ球菌によるもの）

ブドウ球菌食中毒の症状としては、通常、汚染されたものを食べてから約1～7時間後に急に強い吐き気と嘔吐が始まります。その他の症状には、腹部けいれんや下痢などがあります。水分と電解質が大量に失われると、筋力低下と大幅な血圧低下が起こり、ショック状態となります。症状は、通常、12時間以内に治まり、完全に回復します。発熱を起こすことはまれです。

（3）大腸菌感染症

通常、大腸菌はおなかの中にいても問題はないのですが、ときに病気を引き起こすものがいます。その代表が下痢性原大腸菌です。この菌に感染すると、発熱、嘔吐、腹痛を伴った下痢になります。このなかでも有名なものは、O-157に代表される腸管出血性大腸菌です。この細菌は、ベロ毒素という毒素を排出し、それによって激しい出血性の下痢を引き起こします。また、数％の割合で溶血性尿毒症症候群★を合併することがあります。

（4）サルモネラ感染症

主な症状は、急性の発熱、腹痛、下痢、吐き気、ときには嘔吐があります。疾患症状の発症は、サルモネラ菌を取り込んでから6～72時間、通常、12～36時間で現れます。サルモネラ菌は、古い鶏の卵やマヨネーズ、加熱不十分な食肉、ペットのミドリガメに存在します。

サルモネラ感染症の症状は、2～7日続きますが、比較的軽く、ほとんどの患者が治療を必要とせずに回復します。

（5）カンピロバクター感染症

原因は、家畜やペットがもともと持っている細菌です。鶏肉などを加熱不十分で食べると感染します。症状は、下痢、腹痛、発熱、悪心、吐き気、嘔吐、頭痛、悪寒、倦怠感などであり、ほかの感染型細菌性食中毒と非常によく似ています。多くの患者は1週間ほど

★溶血性尿毒症症候群

ベロ毒素により腎臓の細胞が傷害されることで、腎障害が起こるものです。主な症状は、浮腫、乏尿などです。

で治癒します。死亡例や重篤例はまれですが、乳幼児・高齢者、そのほか抵抗力の弱い人では重症化する危険性もあり、注意が必要です。

また、潜伏時間が一般に1～7日間とやや長いことが特徴です。なお、カンピロバクターに感染した数週間後に、ギラン・バレー症候群★を発症する場合があることが指摘されています。

7. 腹痛時の対応

（1）症状と状況の観察

腹痛時には、まず、病的なものであるか確認します。

腹痛は、子どもの場合は比較的よく起きるものです。腹痛は、ほとんどは問題のないものですが、下記**（2）**のように注意が必要になるものもあります。

（2）症状が出たときの対応

危険な腹痛として、次のようなものがあります。いずれも緊急の処置が必要になる可能性が高いので、迅速に医療機関を受診します。

- ・異常を訴えるように急に泣き叫び、泣きやんでも、しばらくするとまた激しく泣き始める（この状態を繰り返す）
- ・鼠径ヘルニアや臍ヘルニアなどが元に戻らず、腹痛がある
- ・腹に触ると、固い

8. 腹痛が見られる代表的な疾患

子どもの腹痛が見られる代表的な疾患の名称と特徴は、以下のとおりです。

（1）腸重積症

生後4か月～2歳（最多は、6～10か月）の男児に多く見られます。多くは小腸と大腸の境界部分（回盲部）で、何らかの原因で入口側の腸（回腸）が、出口（大腸）側に潜り込むことで起こります。

> 画像検査で断面を見ると小腸が大腸に重なった（重積した）ように見えるため、この名前が付いています。

原因には、ポリープなどが挙げられます。重積が起きると、嘔吐、粘血便を起こし、触診すると腹部腫瘍が見つかるようになります。重積した腸管の蠕動運動★時に腹痛が起きます。

> 🩺 急に泣き叫び、泣きやんでも、しばらくするとまた激しく泣き始める状態を繰り返す場合は、腸重積症が疑われます。

（2）虫垂炎

幼少期以降に見られます。虫垂の炎症が原因します。37〜39℃の発熱、悪心、嘔吐とともに、腹痛が起きます。初めはみぞおちが痛み（心窩部痛）、右下腹部へ移動していくという特徴的な症状が見られることもあります。

（3）急性汎発性腹膜炎

腹腔内の広範囲に炎症が広がることが原因し、激しい腹痛が起きます。発熱、浅呼吸、頻脈、筋性防御★、反跳痛★、腸管の蠕動運動の低下などの症状が出ます。緊急の対応が必要ですので、迅速に医療機関を受診しましょう。

★**蠕動運動**

筋肉が収縮し波状に動く運動です。消化管が食物を送るときなどに見られます。

★**筋性防御**

腹壁の筋肉が緊張して硬くなることです。

★**反跳痛**

腹部を手で押して、急に離すと激痛が起きる反応のことです。急性腹膜炎の特徴的な症状の1つです。

4 咳嗽時・けいれん時の対応

咳嗽は、子どもによく見られる症状ですが、重大な病気が隠れていることもあります。反対にけいれんは、見慣れないため、起きるとあわててしまいがちです。ここでは、咳嗽時とけいれん時の対応と、代表的な疾患について説明します。

1. 咳嗽時の家庭での対応

（1）症状と状況の観察

咳嗽とは、肺や気道に病原体や異物が侵入したときに、強制的に排出させるために起きる運動です。反射的に繰り返し咳が出ます。

（2）症状が出たときの対応

室内の換気をまめに行い、湿度を高めに設定します。

熱がなければ、入浴しても問題はありません。水分補給は、誤嚥を防ぐため、咳が落ち着いてから行います。

咳嗽したときは、子ども自身も不安になっています。まずは安心させるために抱いて落ち着かせましょう。安心させると、咳が軽くなることもあります。

咳がすぐに軽くなれば病気の心配はありませんが、1週間以上続く咳は注意が必要であり、医療機関を受診しましょう。

（3）症状が示すサイン

上記（1）で述べたとおり、咳嗽は、からだに入った異物を追い出そうとしている反応です。からだが咳により異物と闘おうとしていることを防げないよう、薬などで無理に抑えないようにしましょう。咳が苦しいときには、上体を高くすると楽になります。

2. 咳嗽時の保育所など施設での対応

厚生労働省「保育所における感染症対策ガイドライン（2018年改訂版）」には、咳時の対応として、保育所への登園の可否や保育所での対応が示されています。内容は、**図表4-12**のとおりです。

図表4-12 咳時の対応

＜保育中の対応について＞

保護者への連絡が望ましい場合	至急受診が必要と考えられる場合
○　咳があり眠れないとき ○　ゼイゼイ音、ヒューヒュー音があるとき ○　少し動いただけでも咳が出るとき ○　咳とともに嘔吐が数回あるとき	○　ゼイゼイ音、ヒューヒュー音がして苦しそうなとき ○　犬の遠吠えのような咳が出るとき ○　保育中に発熱し、息づかいが荒くなったとき ○　顔色が悪く、ぐったりしているとき ○　水分が摂れないとき ○　突然咳きこみ、呼吸が苦しそうになったとき ※　突然咳きこみ、呼吸困難になったときは異物誤えんの可能性があります、異物を除去し、救急車を要請します。

＜登園前に保護者から相談を受けた場合の対応について＞

　以下の表に該当する場合には、登園を控えるよう保護者に伝えるなどの対応が必要。

登園を控えるのが望ましい場合
○　夜間しばしば咳のために起きる、ゼイゼイ音、ヒューヒュー音や呼吸困難がある、呼吸が速い、少し動いただけで咳が出るなどの症状がみられる場合。

（出典）厚生労働省「保育所における感染症対策ガイドライン（2018年改訂版）」

3 咳嗽が見られる代表的な疾患

　子どもの咳嗽が見られる代表的な疾患の名称と特徴は、以下のとおりです。

（1）気管支喘息

　夜間から早朝にかけて、発作性の呼吸困難や喘鳴とともに、咳嗽を繰り返します。起坐呼吸★が見られ笛声★が聞こえます。

（2）マイコプラズマ肺炎

　マイコプラズマという微生物によって引き起こされる肺炎です。感染力のある疾患のため、保育所や幼稚園などの施設で集団生活を

★**起坐呼吸**

　寝た姿勢（臥位）では呼吸困難が増加し、座った姿勢（坐位）では呼吸困難が軽減する症状です。

★**笛声**

　呼吸音の一種で、ヒューヒューと口笛のような音がするものです。

している幼児に多く見られます。症状が出ると長期間続き、6割以上が38℃以上の発熱を伴います。

（3）百日咳

　発熱はなく、咳、鼻水などの症状が1〜2週間続いたあと、夜間に特有の咳発作を起こします。咳発作は、100日程度続きます（第3章3参照）。

> 🩺 レントゲン検査をしても、肺などに異常は見られません。

4　けいれん時の家庭での対応

（1）症状と状況の観察

　子どもに多く見られるけいれんには、手足が突っ張り、全身が硬直する強直性けいれんと、全身が震える間代性けいれんがあり、両方とも混在することもあります。けいれん時に最も大切なことは、落ち着いて対応することです。まずは、けいれんの発作時間を測定します。あわてて間違った対応をしないようにしましょう。

（2）症状が出たときの対応

　けいれん時には、衣類を緩め、平らな場所で顔を横に向けて寝かせます。けいれんで舌を噛み切るといったことはありません。口の中に物を入れると、喉に詰まらせる危険があるため厳禁です。また、脳に異常が起きたためにけいれんが発生した可能性もありますので、頭やからだを揺すったりすることも避けます。

　けいれん時間が5分以上続くときは、救急車などで至急、医療機関を受診しましょう。

5　けいれんが見られる代表的な疾患

　子どものけいれんが見られる代表的な疾患の名称と特徴は、以下のとおりです。

（1）熱性けいれん

　小児けいれんの50%を占め、6か月〜6歳の男児に多く見られます。発作の原因はなく、38℃以上の高熱とともに、けいれんが起き

ます。単純型と複合型に分けられ、多くは単純型であり、7歳以降に自然に消えます。一方、複合型は、てんかんに移行します。

（2）憤怒けいれん（泣き入りひきつけ）

よく泣く時期である1〜2歳に多く見られ、あまり泣かなくなる4〜5歳に自然に消えます。急に泣き出したときに息を吐き出した状態のままで呼吸が止まり、酸欠状態になり、チアノーゼ（第1章2参照）を起こします。そして、意識消失とともに、全身に緊張性のけいれんが起きます。けいれん発作は、1分以内で回復します。

（3）てんかん

乳幼児に起こりやすいてんかんには、いくつかの種類があります。代表的なものは、次のとおりです。

①欠神発作

5〜8歳の女児に多く見られます。過呼吸がきっかけとなり、けいれんが起きます。突然始まる意識消失発作（放心や凝視状態）で、経過は5〜30秒で突然終わります。意識障害や記憶障害も見られますが、意識は正常であり、思春期以降には自然に消えることが多いです。

②失立発作

幼児期に多く見られます。姿勢が保持できなくなって突然倒れ（脱力発作）、意識障害や記憶障害が見られます。知能障害や運動発達遅延を伴うこともあります。

③ミオクロニー発作

3〜10歳に多く見られます。光刺激がきっかけとなり、けいれんが起きます。四肢、頭部、体幹などの屈筋群に、左右対称性の瞬間的な収縮が起きます。瞬間的に肩や首などが収縮し、まれに意識障害を伴うこともあります。

④ウエスト症候群（点頭てんかん）

3か月〜1歳に多く見られます。精神発達遅延を引き起こし、約半数はレンノックス症候群へ移行します。主に屈筋群が強く収縮し、首をがくがくと前屈させる発作を繰り返します。

1回の発作は瞬間的ですが、5秒間隔くらいで7〜8回繰り返し、毎日10回ほど見られます。意識障害や記憶障害も伴います。

⑤レンノックス症候群

2〜6歳に多く見られます。精神発達遅延を引き起こします。強直発

作★、脱力発作を起こし、意識障害や記憶障害も伴います。

★強直発作

突然、全身にけいれんまたは脱力が起こります。その後、全身のつっぱりや強張りが起き、意識障害を伴う発作です。

Column

テレビによる光過敏性発作

　1997年に、テレビで放送されたアニメの中で、ストロボが光る激しい点滅シーンがあり、見ていた一部の子どもが体調不良を訴え、病院に搬送される事件が報道されました。
　点滅シーンで起きた光過敏性発作であり、気分不快、頭痛や吐き気が主な症状でしたが、けいれん発作様症状を発症した子どももいました。光の点滅間隔により、けいれんを引き起こすことがあるため、このような事件が起きました。

第5章

子どもへの 救急対応

　子どもの死亡の原因のうち、不慮の事故によるものが上位を占めています。子どもにとって危険なものは、家の外ばかりでなく家の中にも潜んでいます。子どもの安全を確保するために、危険を予防すること、そして、万一の場合は、何よりも救急対応を的確に行うことが大切になります。

　本章では、子どもの緊急時への対応を考えます。

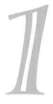

緊急対応の基本と死因の知識

救急対応を確実に行う手順として、「救命の連鎖」という考え方があります。救命の連鎖とは、救急の現場で実践されている、傷病者を救命し正常に社会生活に戻すために必要な要素です。

★JRC蘇生ガイドライン

日本蘇生協議会（JRC：Japan Resuscitation Council）と日本救急医療財団から発表されるガイドラインです。

★救命の連鎖

成人の場合、1つ目の輪は「早期通報」、2つ目の輪が「早期心肺蘇生」となります。

★一次救命処置

BLS（Basic Life Support）と呼ばれます。

★AED

AED（Automated External Defibrillator）電気ショックを与えて心臓の働きを取り戻すための救命機器で、自動体外式除細動器と訳されます。

★二次救命処置

ALS（Advanced Life Support）と呼ばれます。

1. 緊急対応の基本

「JRC蘇生ガイドライン★2020」や「AHAガイドライン2020」では、小児に対する心肺停止の対応を示しています。ここでは、厚生労働省「平成27年度病院前医療体制充実強化事業」として作成された「救急蘇生法の指針2015」に示されている「救命の連鎖★」を紹介します。

図表5-1　救命の連鎖

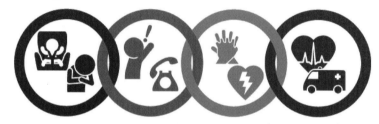

心停止の予防　　早期認識と通報　　一次救命処置★　　二次救命処置★と心拍
　　　　　　　　　　　　　　　　（心肺蘇生とAED★）　再開後の集中治療

・1つ目の輪…心臓が止まるような事故や疾病を予防
・2つ目の輪…心臓が止まっていることに早く気づき、迅速に救急車を要請
・3つ目の輪…心肺蘇生法や自動体外式除細動器を使用した応急手当
・4つ目の輪…救急救命士や医師による医療処置と、心臓が再び動き出した後の集中治療

2. 子どもの死因の基本

（1）年齢別に見た死因と割合

厚生労働省の「令和2年人口動態統計」によれば、日本の死因別の死亡数は、悪性新生物（がん）が約37万8,000人で第1位、次い

で心疾患、老衰となっています。なお、日本の子どもの死因別死亡数は、**図表5-2**のとおりです。

図表5-2 **子どもの年齢別死亡数**

年齢階級	第1位				第2位				第3位				第4位				第5位			
	死因	死亡数	死亡率	割合(%)	死因	死亡数	死亡率	割合(%)	死因	死亡数	死亡率	割合(%)	死因	死亡数	死亡率	割合(%)	死因	死亡数	死亡率	割合(%)
総数	悪性新生物	344,105	273.5	30.1	心疾患	180,745	143.7	15.8	脳血管疾患	122,350	97.2	10.7	肺炎	112,004	89.0	9.8	老衰	38,670	30.7	3.4
0歳	先天奇形、変形及び染色体異常	897	83.8	35.1	周産期に特異的な呼吸障害等	361	33.7	14.1	乳幼児突然死症候群	145	13.6	5.7	不慮の事故	124	11.6	4.9	胎児及び新生児の出血性障害等	99	9.3	3.9
1〜4歳	先天奇形、変形及び染色体異常	160	3.8	17.7	不慮の事故	148	3.5	16.4	悪性新生物	87	2.0	9.6	心疾患	65	1.5	7.2	肺炎	43	1.0	4.8
5〜9歳	不慮の事故	138	2.4	25.8	悪性新生物	111	2.0	20.8	心疾患	39	0.7	7.3	先天奇形、変形及び染色体異常	29	0.5	5.4	その他の新生物	28	0.5	5.2
10〜14歳	悪性新生物	95	1.6	19.5	不慮の事故	92	1.6	18.9	自殺	55	0.9	11.3	その他の新生物	34	0.6	7.0	心疾患	29	0.5	6.0

（出典）厚生労働省「令和2年人口動態統計」より抜粋

　5〜9歳児に最も多く見られる死因は、「不慮の事故」です。そのほか、0歳児の死因として問題になっているのが、第3位の「乳幼児突然死症候群★」です。

（2）乳幼児突然死症候群（SIDS）とは

　乳幼児突然死症候群（SIDS）は、元気だった乳幼児が、睡眠中に突然死する病気です。

　SIDSは、何の予兆や既往歴★もないまま乳幼児が死に至る原因のわからない病気で、窒息などの事故とは異なります。2019年には145名の乳幼児がSIDSで亡くなっており、乳児期の死亡原因としては第3位となっています。SIDSの予防方法は確立していませんが、以下の3つのポイントを守ることにより、SIDSの発症率が低くなるというデータがあります。

①1歳になるまでは仰向けに寝かせる

②できるだけ母乳で育てる

③周囲の人がたばこをやめる

　なお、SIDSは親の不注意による死亡では決してありません。この点はしっかりと理解しましょう。

★乳幼児突然死症候群
SIDS（Sudden Infant Death Syndrome）とも呼ばれます。

★既往歴
これまでにどのような病気にかかった経験があるかということです。

2 乳幼児の誤飲・窒息への対応

　誤飲・窒息は、第1節で述べた乳幼児の死因の「不慮の事故」のなかで、常に上位に挙げられています。このため、誤飲・窒息の予防および対応を学んでおくことは、非常に重要です。

1. 緊急対応の誤飲・窒息に気づく

　誤飲・窒息が疑われるサインとして、苦しそうにもがいている、口や呼気に異臭がある、口の周りに色素沈着やただれがある、意識障害がある、呼吸困難があるなどが挙げられます。このようなサインを見つけた場合、迅速な対応が必要です。

　誤飲・窒息が疑われる子どもについては、いくつか確認すべきことがあります。

　まず、何を、いつ、どれくらい飲んだ可能性があるのかを確認します。飲んだ物、飲んだ量によって対応が違うため、できるだけ正確に把握します。医療機関を受診する場合、飲んだと思われる物が残っていれば、受診時に持参します。

　次に、子どもの顔色と機嫌を観察します。また、咳き込んでいないか、嘔吐をしていないか、呼吸困難を起こしていないかを観察することも重要です。窒息に気づいた場合には、ただちに救急の処置が必要になります。

2. 子どもの誤飲事故・窒息事故の原因

　成長段階によって、窒息や誤飲の多い物が違います（**図表5-3**）。

図表5-3 　年齢別の窒息や誤飲の原因（令和元年中）

	1位	2位	3位	4位	5位
0歳	包み・袋	たばこ	その他の玩具	異物	薬剤等
	95人	56人	44人	20人	11人
1歳	たばこ	薬剤等	野菜・果物	電池	その他の玩具
	39人	27人	24人	20人	18人
2歳	その他の玩具	魚等の骨	アメ玉類	薬剤等	ビー玉類
	25人	14人	11人	10人	9人
3～5歳	その他の玩具	魚等の骨	ビー玉類	アメ玉類	薬剤等
	45人	28人	25人	23人	13人

※その他の玩具とは、プラスチック製の玩具やフィギュア、シールや積み木等
（出典）東京消防庁「STOP！　子どもの『窒息・誤飲』」

東京消防庁管内（東京都のうち、稲城市、島しょ地区を除く地域）で救急搬送された乳幼児の窒息や誤飲事故の原因の上位5つは、前ページの**図表5-3**のとおりです。

3 誤飲した物別の誤飲時の対応

誤飲した物がどのようなものであっても、誤飲後に注意深く観察することが必要です。なお、誤飲した物の種類と量により、対応の緊急度合いは変わってきます。誤飲しても少量であれば問題のないものには、次のような例があります。

> 接着剤、ろうそく、白墨、香水、絵の具、マジックインキ、鉛筆、ハンドクリーム、ボールペンのインク、体温計の水銀★

（1）基本的な誤飲時の対応法

誤飲時の対応として、まず、口の中に物が残っていたら、できるだけすべて掻き出します。その後の対応は、誤飲した物によって、**図表5-4**のように異なります。

図表5-4 誤飲時の対応法

対応法	誤飲した物
水や牛乳を飲ませ、様子を見る	シャンプー、リンス、洗濯用洗剤
水や牛乳を飲ませ、吐かせず、医療機関を受診する	塩素系漂白剤 （※）塩素系か酸素系によって対処法が変わるため、容器を持参する。
吐かせず、医療機関を受診する	トイレ用洗剤（塩酸、水酸化ナトリウム、次亜塩素酸ナトリウム）、マニキュア、除光液、樟脳★、クレゾール、ガソリン、鋭利な物（画鋲、ホチキスの針など）

マニキュア、除光液、ガソリンなどのすぐに気体になりやすい性質の物（揮発性の物）は、水や牛乳を飲ませて吐かせると、気管に入って重症の肺炎を起こすことがあります。このため、揮発性の高

★**体温計の水銀**

水銀には有機水銀と、無機水銀があります。体温計に使われている水銀は無機水銀であり、誤って飲み込む程度の量であれば、人体に影響はありません。

★**樟脳**

水に溶けずアルコールに溶け、つんとした香りがする結晶です。殺虫剤・防臭剤のほか、医薬品などにも用いられます。なお、医薬品の場合は、カンフルと呼ばれます。

い物の誤飲時には、吐かせずに医療機関を受診します。

　なお、口唇にやけどが見られたり、よだれがたくさん出ていたりする場合は、腐食性毒物を誤飲した可能性があります。腐食性毒物の場合は、絶対に吐かせてはなりません。迅速に医療機関を受診しましょう。

図表5-5　**誤飲時の対応のフロー図**

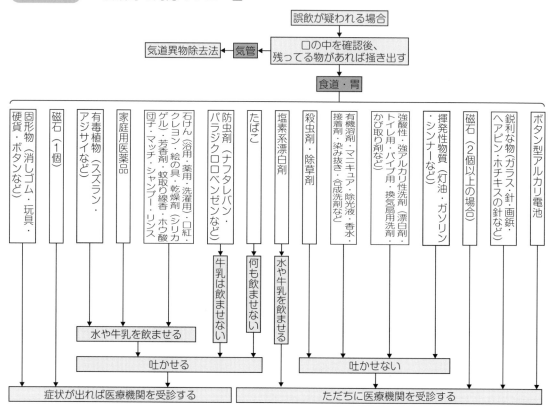

　そのほか、誤飲事故件数の多い物の対応法は、以下のとおりです。

（2）たばこの誤飲時の対応

たばこは、**図表5-3**のとおり、1歳児の誤飲事故の第1位となっています。

2cm以下のたばこは、誤飲しても問題はありません。一方、濡れたたばこやニコチン★が溶け出た水の誤飲は、非常に危険です。乳幼児の場合は、たばこ1本に含まれる量のニコチンを摂取すると、急性中毒を起こします。

誤飲後30分くらいで嘔吐、腹痛、めまい、けいれんなどの症状が見られることがあります。誤飲の量がわからない場合は、まずは医療機関を受診しましょう。誤飲後4時間くらい様子を観察しても症状が出ない場合には、問題はありません。

（3）薬剤等の誤飲時の対応

薬剤等は、**図表5-3**のとおり、1歳児の誤飲事故の第2位となっています。家庭でよく起きるのは、ナフタレン（防虫剤）の誤飲です。ナフタレンは、2g程度でも命にかかわることもあります。誤飲に気づいたら、すぐに水を飲ませて吐かせます。なお、牛乳は、ナフタレンの吸収を早めるため、絶対に飲ませてはなりません。

（4）電池の誤飲

電池は、**図表5-3**のとおり、1歳児の誤飲事故の第4位となっています。アルカリマンガン電池は、アルカリ性の物質が漏れ出すと胃を侵食し、穴を空ける危険があります。また、リチウム電池は、消化管の中で放電し、30分〜1時間で電気分解によりアルカリ性の液体をつくります。この液体が消化管の壁に潰瘍をつくります。

誤飲に気づいたら、吐かせずに、迅速に医療機関を受診します。

4 窒息時の対応

（1）異物除去法の種類

緊急時の異物除去法には、背部叩打法、胸部突き上げ法、腹部突き上げ法★があります。ただし、乳児の場合は、背部叩打法のみを行い、幼児の場合は、背部叩打法または胸部突き上げ法を行います。

①背部叩打法

子どもの上半身を前かがみにさせ、後方から抱えます。背後から左右の肩甲骨の間を手掌基部（次ページ**図表5-6**）で強く叩きま

★ニコチン

タバコの葉に含まれる有毒物質で、溶け出た水は茶色になります。

★腹部突き上げ法

相手を後ろから抱え、片手で拳をつくり、腹部に当て、もう片方の手で拳をつかみ、すばやく手前上方へ突き上げます。乳幼児は、圧迫により腹部内臓損傷のおそれがあるため、行いません。

す。乳児の場合は、片腕の上にうつ伏せにさせて、頭部をやや下げた状態で支えます。そして、もう片方の手で背中を強く叩きます。

②胸部突き上げ法

乳児に対して行う場合は、あお向けに抱え、胸骨の下半分を2本の指で圧迫し突き上げます（**図表5-7**）。幼児以上の子どもに行う場合は、後ろから抱え、片手で拳をつくり、胸部に当て、もう片方の手で拳をつかみ、すばやく手前上方へ突き上げます。

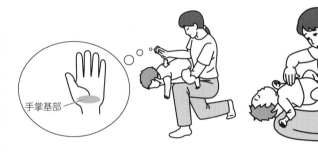

図表5-6　背部叩打法

手掌基部

図表5-7　胸部突き上げ法

（2）子どもへの一次救命処置

子どもの心停止は、呼吸停止が原因であることが多いため、早急に人工呼吸を開始することが重要です。すみやかに、一次救命処置（**図表5-1**）を行います。

①反応の確認

異常が起きている子どもを発見したときには、迅速に反応の確認を行います。肩または足底（乳児の場合）を叩きながら大声で呼びかけて、反応を確認します。呼びかけても反応がなければ、周囲の助けを求めます。

②気道の確保と呼吸・心停止の確認

呼びかけても反応がなかった場合、すばやく気道を確保し、10秒以内に正常な呼吸があるかを確認します。気道確保のために、頭部後屈顎先挙上法（**図表5-8**）を用います。

図表5-8　気道の確保

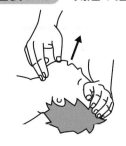

③胸骨圧迫と人工呼吸

　前ページ②により、心停止が確認された場合は、ただちに胸部突き上げ法により胸骨圧迫を開始します。幼児以上の子どもの胸骨圧迫は、片手（または両手）で、１分間に100回以上の速さで絶え間なく行います。乳児の場合は、２本指法で胸骨圧迫を行います。両乳頭を結ぶ線の少し足側を目安とする胸の真ん中（**図表5-9**）を２本指で押して、胸の厚みが３分の１程度になるまで圧迫します。胸が元の位置に戻るまで圧迫を十分に解除し、これを繰り返します。

図表5-9　　胸骨圧迫の方法

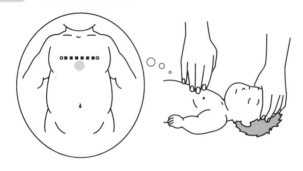

　胸骨圧迫後、人工呼吸を開始します。口対口法または口対口鼻法（乳児の場合）を用います。１秒かけて胸郭が軽く上がる程度の速度・量の息を吹き込み、口を離して息を出させます。これを２回（２分間）行います。

図表5-10　　人工呼吸の手順

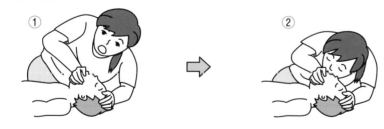

　胸骨圧迫30回と人工呼吸２回のサイクルを、５サイクルほど繰り返した後、消防署（119番）に通報します。この胸骨圧迫と人工呼吸のサイクルを救助者１人の場合は30：２で胸骨圧迫、人工呼吸を２分間（約５サイクル）行ってから通報します。通報中も心肺蘇生を継続します。救助者２人の場合、１名は人工呼吸、もう１名は２本指法（**図表5-9**）で胸骨圧迫を、15：２の配分で継続します。

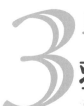

3 救急の対応が必要となる場合

　救急の対応が必要となるときは、突然に来ます。日頃から、救急対応が必要な状況や疾患を知っておくことが大切です。本節では、子どもの救急対応の必要な具体的な状況と疾患、および対応について説明します。

1 鼻血への対応

　鼻血は、子どもの救急疾患で多く見られるものの1つです。直接、命にかかわる危険はありませんが、出血しているところが特定しにくく、止血が難しいことが多いです。

　出血の頻度が多いのは、鼻入口部に近い鼻中隔前下部★です。鼻中隔前下部には血管が網の目のように走っているため、出血しやすくなっています。

　鼻血が出たときの第1の止血法は、圧迫止血です。なお、圧迫時に上を向かせると、喉に血液が流れ込むため、やや下を向かせて鼻中隔前下部を圧迫します。

★鼻中隔前下部

　キーゼルバッハ部位ともいい、5つの動脈で構成され、血管網が豊富な場所です。

図表5-11　圧迫止血の方法

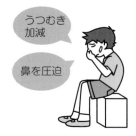

うつむき加減

鼻を圧迫

2 転倒への対応

　転倒による外傷は、子どもの場合、日常生活でよく起きるものです。外傷を受けたときは、まず、泣き方と機嫌を確認します。

　泣いていても、抱くと泣きやむ場合や機嫌のよい場合は、問題はありません。擦り傷は薬で消毒し、瘤は軽く冷やします。

　しかし、泣かずにぐったりしている場合やずっと機嫌が悪い場合、また、吐いている場合は、すぐに医療機関の受診が必要です。

　転倒による外傷を受けたあとは、からだや反応をよく確認することも重要です。頭に傷はないか、手足は動くか、意識はしっかりし

ているかなどを確認します。これらのことは、外傷を受けた日だけ
ではなく、翌日まで注意します。

3 アナフィラキシーショックへの対応

　アナフィラキシーとは、発症後、極めて短い時間のうちに全身性
のアレルギー症状が出る反応をいいます。じん麻疹、血管浮腫、悪
心、腹痛、動悸、喘鳴、呼吸困難などの症状が、皮膚、粘膜、呼吸
器、消化器、循環器などのうち2臓器以上に見られます。

　アナフィラキシーを引き起こす主な原因（アレルゲン）は、食べ
物、薬、昆虫（ハチなど）です（**図表5-12①**）。食べ物では、**図
表5-12②**のようなものが原因になります。

図表5-12　アナフィラキシーショックの原因

①主な原因　　　　　　　　　②原因となる食べ物

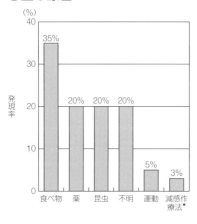

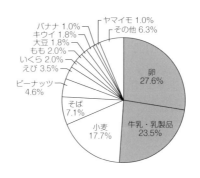

　アナフィラキシーは、血圧低下や意識消失などを引き起こし、命
にかかわることもあります。この命にかかわる状態を、アナフィラ
キシーショックといいます。

　アナフィラキシーショックを起こしたときは、気道確保、酸素投
与、人工呼吸、血管確保、輸液、薬剤投与などの迅速な処置が必要
になります。緊急の処置では、エピネフリン注射＊が最も有効です。

4 熱中症への対応

　熱中症は、高温の環境により、体内の水分や塩分などのバランス
が崩れたり、体内の調整機能が壊れたりするなどして発症する障害

★減感作療法

　アレルギーの原因物
質を、徐々に（アレル
ギーを起こさない程度
に）体内に取り入れて
慣れさせるという治療
方法ですが、非常にま
れにアナフィラキシー
ショックを引き起こし
ます。

★エピネフリン注射

　食物アレルギーなど
によるアナフィラキシ
ー症状の進行を一時的
に緩和し、ショックを
防ぐための緊急補助治
療に使用される医薬品
です。

の総称です。重症になると命にかかわることもあるため、救急の処置が必要になります。

第1章3で述べたとおり、子どもは、体内の水分の割合が大人よりも多く、脱水症状にもなりやすくなっています。したがって、熱中症にもかかりやすくなっています。熱中症は、症状と重症度により、**図表5-13**の3つに分類されます。

図表5-13 熱中症の分類

分類	症状
Ⅰ度	・めまい・失神（熱失神と呼ぶこともある） ・筋肉痛・筋肉の硬直（熱けいれんと呼ぶこともある） ・大量の発汗
Ⅱ度	・頭痛・気分の不快・吐き気・嘔吐・倦怠感・虚脱感 （熱疲労または熱疲弊と呼ぶこともある）
Ⅲ度	・意識障害・けいれん・手足の運動障害 ・高体温（熱射病と呼ぶこともある）

熱中症の予防として、気温がかなり高い日は、なるべく屋外での活動を控えさせることです。屋外に出るときは、日傘や帽子などで直射日光を避け、涼しい服装をさせます。また、日陰で涼んだり、たびたび水分と休息をとらせることも大切です。子どものからだに異変を感じたときは、すぐにからだを冷やすことも重要です。

5 熱傷への対応

熱傷は、子どもの場合、病状が非常に重くなり救急の処置が必要になる疾患です。

熱傷を受けたときは、やけどの場所がわかるときは水道水で5分以上冷やします。勝手な判断で、薬などを塗布してはなりません。やけどの場所がわからないときは、皮膚に直接触れていない衣類のみ脱がせ、下着は着せたままにします。脱がせたときに皮膚を損傷する可能性があるため、無理に脱がせるようなことは避け、下着を着けた状態で、シャワーなどの流水で冷やします。

全身の1％（子どもの手のひらの大きさ程度）以上に熱傷を受けたときは、医療機関の受診が必要です。子どもの場合は、全身の10

％以上に熱傷を受けると、命にかかわる危険な状態になります。熱傷の面積*には、乳幼児の場合は、大人より頭の部分を大きく評価した5の法則が使用されます（**図表5-14**）。

図表5-14　熱傷の面積

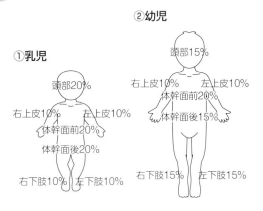

②幼児

頭部15%
右上皮10%　左上皮10%
体幹面前20%
体幹面後15%
右下肢15%　左下肢15%

①乳児

頭部20%
右上皮10%　左上皮10%
体幹面前20%
体幹面後20%
右下肢10%　左下肢10%

★**熱傷の面積**

成人の場合は、9の法則が使われます。

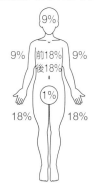

9%
9%　前18%　9%
後18%
1%
18%　18%

第1編　子どもの健康を考えよう（検定3級・2級範囲）　第5章　子どもへの救急対応

83

第**1**章

子どもの保健

　子どもの病気にいち早く気づくためには、まず、子どものからだの発達・成長について、正常の状態を知ることが必要です。正常の状態を知っているからこそ、子どもの異常を見つけ出すことができるのです。

　本章の前半では、正常な状態の子どものからだの発達と成長について、本章の後半では、具体的な代表的疾患について説明します。

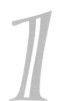

子どもの健康と保健の意義

『大辞林 第四版』三省堂によると、健康とは、「体や心がすこやかで、悪いところのない・こと（さま）」とされています。また、保健とは、「健康を保つこと」とされています。本節では、実際の子どもの健康・保健とはどのようなものかを考えていきます。

1. WHO憲章による定義

★世界保健機関憲章

1946年に61か国の代表により国際保健会議で署名された、「健康」について定義した宣言書です。世界保健機関憲章の下に、保健衛生問題のための国際協力を目的とする国際連合の専門機関（世界保健機関（WHO））が、発足しました。

健康とは何か、「世界保健機関憲章★（WHO憲章）」の定義では「病気でないとか、弱っていないということではなく、肉体的にも、精神的にも、そして社会的にも、すべてが満たされた状態にあること」としています。また、WHO憲章前文には、子どもの健やかな成長は基本的に大切なことで、変化の激しい数々の環境に順応しながら生きていける力を身につけることが成長のために不可欠であると記されています。

2. 保育所保育指針による定義

★保育所保育指針

保育所で行う保育の内容に関する事項、および保育所の運営に関する事項を定めたものです。

健康とは何か、「平成29年度保育所保育指針★」の第3章には、「子どもの健康及び安全は、子どもの生命の保持と健やかな生活の基本であり、一人一人の子どもの健康の保持及び増進並びに安全の確保とともに、保育所全体における健康及び安全の確保に努めることが重要となる。また、子どもが、自らの体や健康に関心をもち、心身の機能を高めていくことが大切である」としています。

上記 1・2 の2つの文章を見ても、健康は子どもの生活の基本であることがわかります。そして、子どもの健康を維持するためには周囲の大人が努力し、子どもが自分の健康に関心をもつように促す努力をすべきとされています。

図表1-1　保育所保育指針の内容

1．子どもの健康支援

（1）子どもの健康状態並びに発育及び発達状態の把握

ア　子どもの心身の状態に応じて保育するために、子どもの健康状態並びに発育及び発達状態について、定期的・継続的に、また、必要に応じて随時、把握すること。

イ　保護者からの情報とともに、登所時及び保育中を通じて子どもの状態を観察し、何らかの疾病が疑われる状態や傷害が認められた場合には、保護者に連絡するとともに、嘱託医と相談するなど適切な対応を図ること。看護師等が配置されている場合には、その専門性を生かした対応を図ること。

ウ　子どもの心身の状態等を観察し、不適切な養育の兆候が見られる場合には、市町村や関係機関と連携し、児童福祉法第25条に基づき、適切な対応を図ること。また、虐待が疑われる場合には、速やかに市町村又は児童相談所に通告し、適切な対応を図ること。

（2）健康増進

ア　子どもの健康に関する保健計画を作成し、全職員がそのねらいや内容を明確にしながら、一人一人の子どもの健康の保持及び増進に努めていくこと。

イ　子どもの心身の健康状態や疾病等の把握のために、嘱託医等により定期的に健康診断を行い、その結果を記録し、保育に活用するとともに、保護者に連絡し、保護者が子どもの状態を理解し、日常生活に活用できるようにすること。

（「平成29年度保育所保育指針」
第3章　健康及び安全）

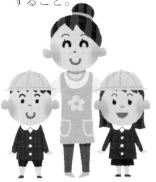

2 数字で見る子どもの健康

日本では、第二次世界大戦後、一時的に新生児誕生率が急上昇するベビーブームがありましたが、近年では、少子高齢化が進み、子どもの人口は減少しています。ここでは、日本の子どもの健康に関する数字（指標）から変化を見ていきます。

1. 出生率・合計特殊出生率の変化

人口1,000人当たりの出生数を、出生率といいます。

$$出生率 ＝ 出生数 ÷ 人口 ×1,000$$ で求められます。

図表1-2 我が国の総人口及び人口構造の推移と見通し

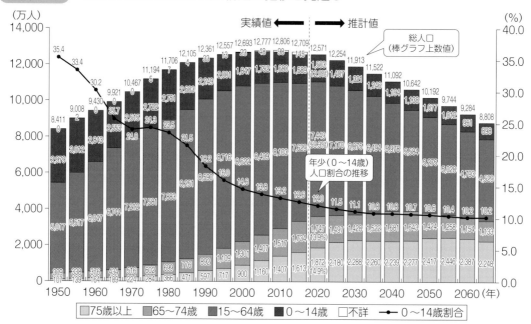

資料：2015年までは総務省「国勢調査」、2020年は総務省「人口推計」（2020年10月1日現在（平成27年国勢調査を基準とする推計値））、2025年以降は国立社会保障・人口問題研究所「日本の将来推計人口（平成29年推計）」の出生中位・死亡中位仮定による推計結果を基に作成。

注：1．2020年以降の年齢階級別人口は、総務省統計局「平成27年国勢調査 年齢・国籍不詳をあん分した人口（参考表）」による年齢不詳をあん分した人口に基づいて算出されていることから、年齢不詳は存在しない。なお、1950〜2015年の年少人口割合の算出には分母から年齢不詳を除いている。ただし、1950年及び1955年において割合を算出する際には、下記の注釈における沖縄県の一部の人口を不詳には含めないものとする。

2．沖縄県の1950年70歳以上の外国人136人（男55人、女81人）及び1955年70歳以上23,328人（男8,090人、女15,238人）は65〜74歳、75歳以上の人口から除き、不詳に含めている。

3．百分率は、小数点第2位を四捨五入して、小数点第1位までを表示した。このため、内訳の合計が100.0%にならない場合がある。

（出典）内閣府「令和3年版 少子化社会対策白書」

図表1-3 出生数及び合計特殊出生率の年次推移

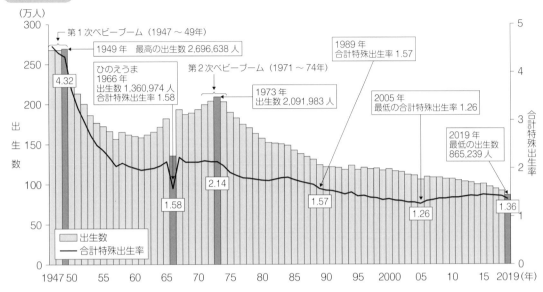

資料：厚生労働省「人口動態統計」を基に作成。
（出典）内閣府「令和3年版　少子化社会対策白書」

図表1-4 諸外国の合計特殊出生率の動き（欧米）

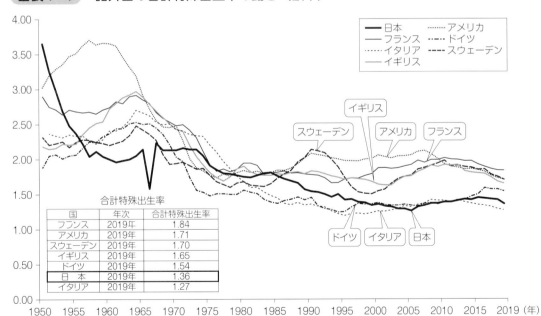

合計特殊出生率		
国	年次	合計特殊出生率
フランス	2019年	1.84
アメリカ	2019年	1.71
スウェーデン	2019年	1.70
イギリス	2019年	1.65
ドイツ	2019年	1.54
日　本	2019年	1.36
イタリア	2019年	1.27

資料：諸外国の数値は1959年までUnited Nations "Demographic Yearbook" 等、1960〜2018年はOECD Family Database、2019年は各国統計、日本の数値は厚生労働省「人口動態統計」を基に作成。
注：2019年のフランスの数値は暫定値となっている。
　　2020年は、フランス1.83（暫定値）、アメリカ1.64（暫定値）、スウェーデン1.66、イギリス1.60（暫定値）、イタリア1.24（暫定値）となっている。
（出典）内閣府「令和3年版　少子化社会対策白書」

また、1人の女性が一生に産む子どもの平均数を、合計特殊出生率といいます。合計特殊出生率は、15〜49歳の女性の年齢別出生率を合計して求めます。2019年の合計特殊出生率は1.36で4年連続低下してます。2019年の出生数は約87万人です（前ページ**図表1-3**）。

日本の合計特殊出生率は、世界と比べると202か国中186番目であり、先進国のなかでも低水準となっています（前ページ**図表1-4**）。

2 乳児の死亡率の変化

（1）乳児の死亡の現状

人口1,000人当たりの乳児の死亡数を、乳児死亡率といいます。

> 乳児死亡率　＝　乳児死亡数　÷　人口　×1,000

で求められます。

日本の乳児死亡率は、1960年代初めまでは高い比率でしたが、現在では、世界有数の低率国になっています。乳児死亡率の低下は、新生児（特に2,500g未満の低出生体重児）の死亡率低下が大きく関与しているものであり、新生児に対する医療レベルの向上が死亡率低下の大きな要因といえるでしょう。

（2）乳児の死亡の原因

日本の1歳未満の乳児の死因は、次のようになっています。

第1位：先天奇形、変形および染色体異常
第2位：周産期に特異的な呼吸障害等
第3位：乳幼児突然死症候群
第4位：不慮の事故
第5位：胎児および新生児の出血性障害等

不慮の事故とは、交通事故のような屋外で起こるもののほかに、屋内では浴槽での溺死水、転倒・転落、誤飲、やけどなどです。不慮の事故は、周囲の大人が注意することで未然に防ぐことができるものもあります。したがって、大人への意識づけも重要です。たとえば、交通事故死を防ぐためのベビーシート・チャイルドシートの適切な設置と装着、自転車遊びでのヘルメットの着用などが予防につながります。

3 妊産婦の死亡率の変化

人口10万人当たりの妊産婦の死亡数を、妊産婦死亡率といいます。

$$妊産婦死亡率＝妊産婦死亡数÷（出生数＋死産数）×100{,}000$$ で求められます。

妊産婦の死亡とは、妊娠中または妊娠終了後満42日未満の女性の死亡をいいます。死亡の原因が、妊娠・出産または妊娠中・出産中の健康管理に関連したもの、妊娠・出産の影響で悪化したものをいいます。死亡したときの妊娠の期間や原因が起きた部位にかかわらず、すべてを含みます。ただし、死亡の原因が、不慮の事故・災害や妊娠に関連しない病気によるものは除きます。

主な妊産婦死亡の原因には、産科危機的出血★、羊水塞栓症★、肺血栓塞栓症、心血管疾患などがあります。

★産科危機的出血

分娩時や分娩後に起きる、命に危険が及ぶほどの大量出血のことです。

★羊水塞栓症

羊水が母体血中へ流れ込むことによって肺毛細管の閉塞が引き起こされ、その結果発症する肺高血圧症や呼吸循環障害のことです。

図表1-5 年齢別妊産婦死亡率の変化

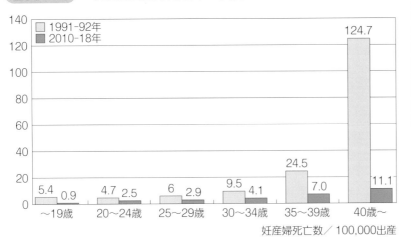

妊産婦死亡数／100,000出産

（出典）厚生労働省「人口動態統計2019」

3 子どもの発育と発達

異常に気づくためには、まず、正常な発育・発達状態を知る必要があります。ここでは、子どもの正常時のからだの特徴を説明します。

1. 子どもの成長期間

子どもの成長期間は、時期により**図表1-6**のように区分されます。したがって、同じ「赤ちゃん」であっても、生後何日目かにより名称が変わります。

図表1-6 発育期の名称

時期	名称
卵子と精子が融合し受精卵が子宮内膜に着床した22週目から生後6日まで	周産期
生後6日まで	早期新生児期
生後27日まで	新生児期
生後1年まで	乳児期
満1歳から6歳まで（小学校入学まで）	幼児期
満6歳から12歳まで（小学校在学中）	学童期

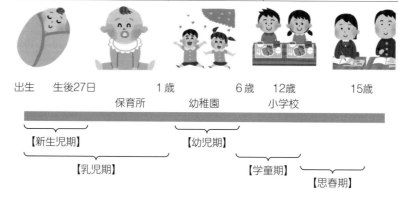

なお、一般に、小学校卒業頃から15歳頃までを思春期と呼びます（**図表1-6**）。ただし、どの時期が思春期であるかは明確な定義がなく、個人差が大きいものです。

2　新生児の分類

　出生した子どもが、正常な状態であるかを判断するために、①母親の子宮にいた時間（在胎週数）による分類、②出生体重による分類、③在胎週数と出生体重を加味した分類を行います。

　それぞれの内容は、以下のとおりです。

（1）在胎週数による分類

　子どもにとって、在胎週数は、短すぎても長すぎても好ましくありません。正常な在胎週数は、37週以上42週未満であり、出生時期により、**図表1-7**のように分類されます。

図表1-7　在胎週数による分類

在胎週数	分類
在胎37週未満	早期産児
37週以上42週未満	正期産児
在胎42週以上	過期産児

　早期産児は、からだの成長が十分でない（未熟児である）ことが多いです。過期産児は、母体の胎盤機能が低下してからの出産となるため、栄養状態が悪くなり、胎盤機能不全症候群★を引き起こす可能性が高くなります。

　なお、在胎22週未満の出生は、流産となります。

Column

在胎週数による分類の覚え方

　語呂合わせで、次のように覚えましょう。

「正期産児は　みん**な**　**よい**　成長」

7週　41週

（2）出生体重による分類

　子どもにとって、出生体重は、軽すぎても重すぎても好ましくありません。正常な出生体重は、2,500g以上4,000g未満であり、出生

★胎盤機能不全症候群

　胎盤機能が低下し、胎児への酸素や栄養が十分に行きわたらなくなることで、胎児に多血症や低血糖などさまざまな症状を引き起こします。胎便吸引症候群（本章9参照）もその1つです。

体重により、**図表1-8**のように分類されます。

図表1-8 出生体重による分類

出生体重	分類
1,000g未満	超低出生体重児
1,500g未満	極低出生体重児
2,500g未満	低出生体重児
2,500g以上4,000g未満	正常出生体重児
4,000g以上	巨大児

　低出生体重児は、からだの成長が十分でない（未熟児である）ことが多いです。巨大児は、分娩時に難産になります。糖尿病の母体から出生した巨大児の場合は、呼吸困難、低血糖、心不全などが見られることもあります。

（3）在胎週数・出生体重を加味した分類

　在胎週数が短く早期産児として出生しても、からだの成長が十分である場合もあれば、正常出生体重児として出生しても、からだの成長が十分でない未熟児である場合もあります。つまり、在胎週数と出生体重それぞれ単独では、新生児の成長を的確に捉えることは難しくなっています。

　そこで、在胎週数と出生体重の両方を加味した出生時体格基準曲線が用いられます。出生時体格基準曲線では、**図表1-9**★のように分類されます。

★図表1-9の用語

※SD（Standard Deviation）…標準偏差と訳され、データのばらつきの範囲を示す尺度の1つ。

※HFD児（Heavy for Dates Infant）…出生体重が在胎週数に比して大きい。

※AFD児（Appropriate for Dates Infant）…出生体重が在胎週数と相応。

※LFD児（Light for Dates Infant）…出生体重が在胎週数に比して小さい。

図表1-9 出生時体格基準曲線

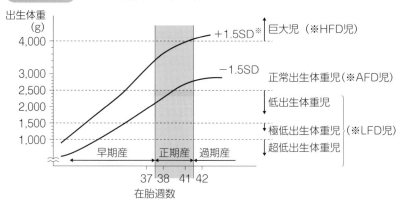

Column

子どもの健康を示す各指標の変化

　健康に関する数字（指標）は、毎年変わります。正確な数字は、その都度調べる必要があります。参考として、子どもの健康を示す各指標の変化の傾向は、次のとおりです。

指標	傾向	
出生数	1973（昭和48）年以降、減少傾向	↘
合計特殊出生率	2006（平成18）年以降、やや増加傾向	↗
全出生数に対する2,500g未満出生数割合	2005（平成17）年以降、横ばい	→
乳児の死亡率	緩やかな低下傾向	↘
新生児死亡率	緩やかな低下傾向	↘

日本の人口ピラミッド

　年齢別の男女の人口を示したグラフを、人口ピラミッドといいます。縦軸に年齢をとり、横軸に男女別の人口をとります。日本の人口ピラミッドは、少子高齢化に伴い、「つりがね型（年齢層の間で人口の差が小さい状態）」から「つぼ型（幼年人口が少なく、老年人口が多い状態）」へと、急速に変化しています。

つりがね型

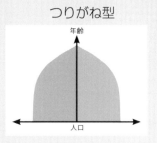

つぼ型

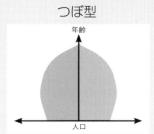

4 子どもの体位測定と体格評価指標

からだの発育・発達の程度を調べるために、体位を測定します。主に体重、身長、頭囲、胸囲などを測定します。また、子どもの体格の評価指標として、パーセンタイル値やカウプ指数・ローレル指数などが用いられます。

1. 乳幼児の体位測定法

（1）体重の測定

　乳児の体重測定は、全裸で行います。体重10kgまでは乳児用体重計に寝かせて測定し、立位が可能になれば体重計に乗せて測定します。

（2）身長の測定

　2歳未満の乳幼児では仰臥位★で測定します（**図表1-10①**）（厚生労働省「乳幼児身体発育調査報告書★」より）。頭を固定版に付け、膝や腰が曲がらないように抑えて移動版を足の裏に付けます。眼窩部（図中**A**）と耳珠点（図中**B**）を結んだ線が、台板と垂直になるようにします。

　2歳以上では立位で測定します（**図表1-10②**）（厚生労働省「乳幼児身体発育調査報告書」より）。踵、臀部、背部を柱に付けて直立させます。眼窩部（図中**A**）と耳珠点（図中**B**）を結んだ線が、柱と垂直になるようします。

★仰臥位

　あお向けに寝ることです。休息時や就寝時にとる自然な姿勢で、安静が必要な人にも適しています。

★乳幼児身体発育調査報告書

　乳幼児の身体発育の状態を調査し、乳幼児保健指導の改善に役立てることを目的とした調査の報告書です。生後14日以上2歳未満の乳幼児および2歳以上小学校就学前の幼児を調査対象しています。

図表1-10　身長の測定方法

① ②

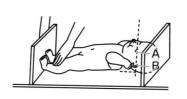

眼窩点（**A**）と耳珠点（**B**）とを結んだ直線が台板（水平面）に垂直になるように頭を固定します。図では頭部を保持するための手を省略しています。

眼窩点（**A**）と耳珠点（**B**）とを結んだ直線が水平になるように頭を固定します。

（出典）厚生労働省雇用均等・児童家庭局「平成12年乳幼児身体発育調査報告書」

（3）頭囲の測定

　２歳未満の乳幼児は仰臥位で測定し、２歳以上の幼児は座位または立位で測定します（厚生労働省「乳幼児身体発育調査報告書」より）。ただし、泣き暴れる場合は母親や付き添い人が抱いた状態で測定することもあります。後頭部の最も膨らんでいるところと左右の眉を結んだ位置で、地面と水平になるようにします。

図表1-11　頭囲の測定方法

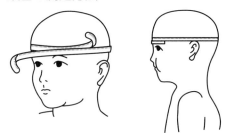

（出典）厚生労働省雇用均等・児童家庭局「平成12年乳幼児身体発育調査報告書」

（4）胸囲の測定

　２歳未満は仰臥位で、２歳以上は立位で測定します（厚生労働省「乳幼児身体発育調査報告書」より）。巻尺が左右の乳頭点（図中**A**）を通り、体軸に垂直になるようにします。自然に呼吸をしている状態で、呼気と吸気の間に測定します。

図表1-12　胸囲の測定方法

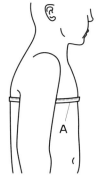

（出典）厚生労働省雇用均等・児童家庭局「平成12年乳幼児身体発育調査報告書」

2 子どもの体格評価指標

　生後28日を経過した子どもの体格の評価指標には、いくつかの種

類があります。主なものとして、パーセンタイル値とカウプ指数・ローレル指数について説明します。

（1）パーセンタイル値

厚生労働省による「平成22年乳幼児身体発育調査報告書」では、乳幼児の体格評価指数として、身体発育曲線が用いられています。

身体発育曲線は、測定値の全体を100%として、小さいほうから数えたときの順位を%で示す値（パーセンタイル値）を曲線グラフにしたものです。

図表1-13　乳幼児（男子）の身体発育曲線（身長）

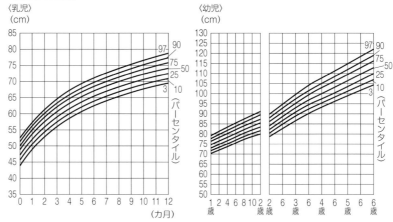

（出典）厚生労働省雇用均等・児童家庭局「平成22年乳幼児身体発育調査報告書」

身体発育曲線では、50パーセンタイル値が中央値で、3パーセンタイル値未満および97パーセンタイル値以上は経過観察が必要となります。

（2）カウプ指数・ローレル指数

カウプ指数およびローレル指数は、肥満度を評価するために算出される指標です。乳幼児期ではカウプ指数を用い、学童期ではローレル指数を用います。それぞれの計算式は、次のとおりです。

カウプ指数	＝	体重（g）	÷	身長$(cm)^2$	×	10
ローレル指数	＝	体重（g）	÷	身長$(cm)^3$	×	10^7

カウプ指数では15～18未満が正常値（**図表1-14**）、ローレル指数では115～145未満が正常値となります（**図表1-15**）。

図表1-14 カウプ指数

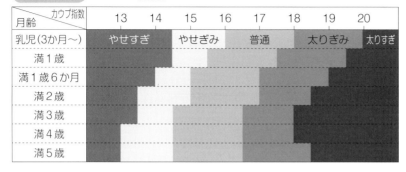

図表1-15 ローレル指数

発育状態	ローレル指数
やせすぎ	100未満
やせぎみ	100〜115未満
標準	115〜145未満
太りぎみ	145〜160未満
太りすぎ	160以上

Column

カウプ指数の計算式

　大人の体格の評価指標として、BMI（Body Mass Index）があります。BMIは、体重と身長から算出される肥満度を表す体格指数です。健康診断の結果などで使用されています。

　計算式は、次のとおりです。

$$BMI ＝ 体重(kg) ÷ 身長(m)^2$$

　つまり、カウプ指数は、BMIで用いるkgをg（×1,000）へ換算し、mをcm（×100）へ換算したものなのです。

　なお、BMIでは25以上が肥満となります。

5 子どもの体重・身長と目・耳の変化

子どもが正常に成長しているかを判断するには、出生時からのの体重・身長の変化を知っておくことが重要です。また、出生時にはあまり発達していなかった目・耳の機能の変化を知ることも重要なことです。本節では、それぞれの特徴を説明します。

1. 乳児の体重変化

（1）乳児の体重増加

　正常な状態の乳児の体重は、出生から3か月の間、1日当たり30〜35gの量で増加します（**図表1-16**）。したがって、出生後1か月で約1,000g（35g×30日）、体重が増加します。たとえば、出生時に3,000gであった乳児は、3か月後には約2倍の6,000gになります。

図表1-16　乳児の体重の変化

時期	0〜3か月	3〜6か月	6〜9か月	9〜12か月
増加量	30〜35g	20〜25g	15〜20g	10〜15g

　その後、1日当たりの体重増加の量は徐々に落ち着いていきます。しかし、12か月後、1歳になるときには、出生時に3,000gであった乳児は、約3倍の9,000gまでになります。

図表1-17　体重増加曲線（男児）

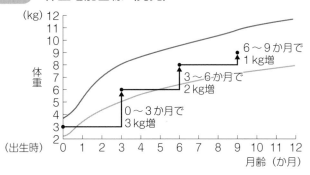

（2）乳児の体重減少

　通常、乳児の体重は、出生から3〜4日目に約10%減少します（生理的体重減少）。体重が減少するのは、出生直後はからだからの水分蒸発や尿・胎便（本章7参照）の排泄などで失われるものが多

いことと、哺乳力がまだ不安定であり、得るものが少ないことによります。

　しかし、生理的体重減少のあと、出生から7〜10日目には出生時の体重に戻ります。

図表1-18　乳児の体重の変化

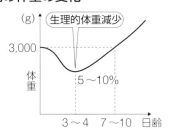

2　乳児の身長変化

　正常な状態の乳児の身長は、出生から12か月で、1年当たり20cm以上伸びます。たとえば、出生時に50cmであった子どもは、1年後には、約1.5倍の75cmになります。

図表1-19　乳児の身長の変化

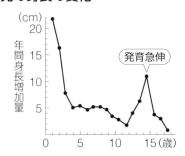

　思春期には、1年当たり約10cm伸びますが、乳児は、その2倍の身長増加が見られます。なお、思春期の身長増加★は、10〜12歳頃に始まりますが、女児のほうが男児よりも早く始まり、思春期の身長増加時期の平均身長は、女児のほうが男児よりも高くなります。

★思春期の身長増加

発育急伸（growth spurt）と呼ばれます。

3　子どもの体重・身長の平均値

　6か月〜12歳の子どもの体重、身長、頭長（頭の長さ）の平均値は、次ページの**図表1-20**のとおりです。

図表1-20	子どもの体重・身長・頭長の変化				
時期	6～12か月	1歳	2～3歳	5～6歳	12歳
体重	3kg	9kg	12～14kg	15kg	43kg
身長	50cm	75cm	94cm	100cm	150cm
頭長：身長	1：4	―	1：5	1：6	1：7

Column

子どもの体重・身長の平均値の覚え方

語呂合わせで、次のように覚えましょう。

「新生児は　いざ世の中へ　**ゴー　サイン**」
6～12か月
50cm　**3kg**

「1歳は　**南　国**　」
75cm　**9kg**

「3歳は　**苦しくても　いいよ**　」
94cm　**14kg**

「5歳は　**いちご**を　食べて　**100**点満点」
15kg　**100cm**

4 子どもの目・耳の変化

（1）子どもの目の変化

　子どもは、目の構造が未完成の状態で生まれてきます。また、子どもの視力は、大人に比べ弱くなっています。大人では、1.0以上が正常とされますが、出生から2か月後では0.01、出生から6か月後では0.1、1歳で0.2～0.3程度です。学童期に、大人と同じくらいの視力になります。

　なお、あやすとほほえむといった反応は、生後2か月頃から見られるようになります。

（2）子どもの耳の変化

　子どもの耳の構造は、大人とほぼ同じですが、内耳と咽頭をつな

ぐ道（耳管）の構造が異なります。子どもの耳管は、大人に比べて太く短く、水平に近くなっています（**図表1-21**）。このため、あお向けになると、口の中のものが耳に流れ込み込みやすくなっています。

> 🩺 あお向けに寝かせたままミルクを飲ませると、ミルクが耳に流れ込み、中耳炎を起こしやすいので、注意が必要です。

図表1-21 　子どもの耳の構造

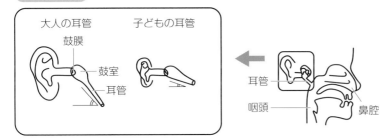

音への反応は、生後すぐから見られます。なお、声のする方向を振り向くといった反応は、生後3か月頃から見られるようになります。

Column

ベビーブームの頃の授乳

　ベビーブームの頃の新生児室では、多くの新生児に何度もミルクを飲ませなければならなかったので、寝かせたままの新生児の口に哺乳びんを差し込んで、次々と授乳させていたこともあったようです。現在ではそのようなことはありませんが、寝かせたままの授乳には、注意が必要です。

6 子どもの骨・歯の変化

　子どもは、骨が未完成の状態で生まれてきます。子どもの骨・歯には、大人と違う特徴があり、それを知っておくことが大切です。本節では、子どもの骨・歯の変化の特徴を説明します。

1. 子どもの骨の変化

　大人の骨の数は、206個ですが、新生児の骨の数は、300個以上あります。出生時には、骨がまだ完全ではなく、成長するにつれて、骨同士がつながっていきます（癒合）。癒合により、骨の数が少なくなっていき（化骨）、12歳程度で骨の発育は完成します。

（1）手の骨の変化

　子どもの骨の発育の評価には、手の骨（手根骨）の化骨数が使用されます。

図表1-22　手根骨の変化と数

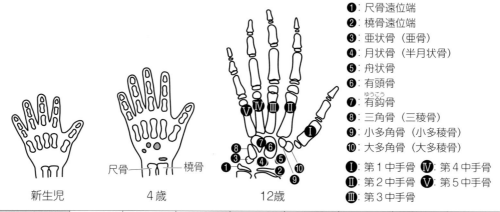

❶：尺骨遠位端
❷：橈骨遠位端
❸：亜状骨（亜骨）
❹：月状骨（半月状骨）
❺：舟状骨
❻：有頭骨
❼：有鈎骨
❽：三角骨（三稜骨）
❾：小多角骨（小多稜骨）
❿：大多角骨（大多稜骨）

Ⅰ：第1中手骨　Ⅳ：第4中手骨
Ⅱ：第2中手骨　Ⅴ：第5中手骨
Ⅲ：第3中手骨

新生児　　4歳　　12歳

時期	0〜2歳	2歳	3〜4歳	5歳	6歳	7歳	8歳	9〜13歳
手根骨中の化骨数	0〜2個	2〜3個	3〜4個	4〜5個	5〜7個	7〜8個	8〜9個	9〜10個

（2）頭部の骨の変化

　頭部の骨（頭蓋骨）は、体幹の骨と違い、出生時にある程度完成しています。このため、新生児では、頭囲のほうが胸囲よりも大きくなっています。また、新生児は、頭蓋骨の縫合部がふさがっておらず、線維性の膜部（泉門）となっています。泉門は、頭部の前方

にある大泉門と後方の小泉門の2つがあります（**図表1-23**）。

図表1-23　子どもの頭部の骨

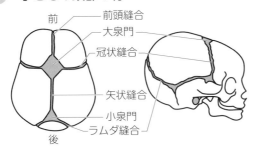

前頭縫合
大泉門
冠状縫合
矢状縫合
小泉門
ラムダ縫合
前
後

　泉門は、しだいに骨化し、出生から22〜24か月後には完全にふさがります。

　頭蓋骨は、泉門という空間のために変形しやすく、空間があることで、分娩のときに形を変えたり大きさを縮めたりでき、産道を通りやすくなるのです。

2　子どもの歯の変化

　歯は、乳歯と永久歯に分けられます。出生から6〜8か月頃に乳歯が生え始め、3歳頃に上下20本の歯が生えそろいます。その後、6〜8歳頃に、乳歯が永久歯に生え変わります。

図表1-24　子どもの歯の構造

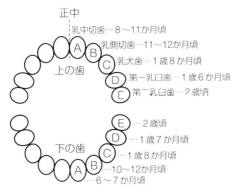

正中
乳中切歯…8〜11か月頃
乳側切歯…11〜12か月頃
乳犬歯…1歳8か月頃
第一乳臼歯…1歳6か月頃
第二乳臼歯…2歳頃
上の歯
…2歳頃
…1歳7か月頃
…1歳8か月頃
…10〜12か月頃
…6〜7か月頃
下の歯

7 子どもの呼吸・循環の変化

子どもの呼吸器・循環器には、大人と大きな違いがあります。違いを理解していないと、子どもが健康であるか異常であるかを判断できません。本節では、子どもの呼吸・循環の変化の特徴を説明します。

1. 子どもの呼吸・心拍の変化

子どもの呼吸数と心拍数は、大人より多くなっています。**図表1-25**のとおり、大人の約2倍の値になっています。

図表1-25　子どもの呼吸数と心拍数

時期	新生児	乳児	幼児	学童	成人
呼吸数（回／分）	50〜40	40〜30	30〜20	20〜18	18〜16
心拍数（回／分）	140〜130	130〜120	120〜90	90〜80	80〜60

胎児は、胎盤を通じて母親の血液から酸素を取り込み、二酸化炭素を放出する循環を行っています。これを胎児循環といいます。出生後は、大人と同様に肺呼吸で酸素を取り込み、二酸化炭素を放出する循環を行います。これを肺循環といいます。

図表1-26　胎児循環と肺循環

①胎児循環

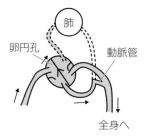

②肺循環

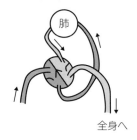

2. 子どもの血液循環の変化

新生児の血液はからだ全体の骨で造られているため、血液成分は、大人より多くなっています。

図表1-27　血液成分の比較

時期	新生児	成人
白血球数（mm^3）	20,000	4,000～8,500
赤血球数（×10^4/mm^3）	550	380～530
ヘモグロビン(g/dℓ)	20	12～18

　なお、上記 **1** で述べたとおり、胎児の間は胎児循環を行うため、母親の血液から多くの酸素を取り込めるように、赤血球数の数が多くなっています。

3 子どもの排泄の変化

（1）排尿の変化

　新生児の膀胱容積は、60mℓ程度です。大人の膀胱容積は、約400mℓであり、新生児の蓄尿能力は、大人の10分の1程度しかありません。排尿の生理機能も未熟で、尿意はなく、膀胱に尿がたまると反射的に排尿が起こります。

　排尿のコントロールは、1歳6か月～2歳で可能となり、2歳6か月頃におむつを外せるようになります。ただし、4歳頃までは、尿意は膀胱がいっぱいになったときにのみ起きるため、外出前に排尿を促しても拒否したのに、外出後すぐにトイレに行きたがるといったことが起こります。

（2）排便の変化

　新生児は、出生から24時間以内に胎便と呼ばれる便を排出します。胎便は、腸粘膜上皮、羊水、血液などが混ざったもので、においはありません。

　乳児期は、蠕動運動に続き、排便が促されていきます。乳幼児期は、排便のコントロールはできませんが、3歳頃には便意を訴えることができるようになります。

8 子どもの反射の変化

子どもに見られる反射には、出生時に存在し4〜5か月までに消失するもの、出生時に存在し2歳頃に消失するもの、出生時に存在せず3〜6か月以降に見られるものの3種類があります。

1. 子どもに見られる反射

　子どもに見られる反射には、出生時に存在し4〜5か月までに消失するもの、出生時に存在し2歳頃に消失するもの、出生時に存在せず3〜6か月以降に見られるものの3種類があります。

図表1-28 子どもに見られる反射の変化

①出生時に存在し4〜5か月までに消失

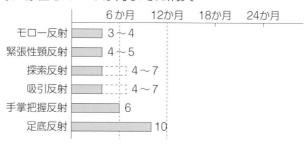

②出生時に存在し2歳頃に消失

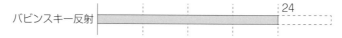

③出生時に存在せず3〜6か月以降に見られる

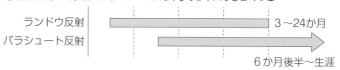

（1）出生時に存在し4〜5か月までに消失する反射

①モロー反射

　子どもの頭部と背中を両手で持って抱え、頭部を15cm程度、手のひらの上に落下させると見られる反射です。上肢を伸ばし、外側に転げ、両手を開きます。次いで、親に抱きつくようなしぐさをします。このとき、左右の反応に差があると異常が疑われます（**図表1-29①**）。

②緊張性頸反射

　子どもの頭部を横向きにすると見られる反射です。弓矢を引くように、同側の上下肢を伸ばし、反対側の上下肢が屈曲します（**図表1-29**②）。

③探索反射と吸引反射

　子どもの口の周囲を指や乳頭で刺激すると見られる反射です。指や乳頭を追いかけ、吸い付きます。

④手掌把握反射と足底反射

　子どもの手のひらや足の裏を圧迫すると見られる反射です。手や足の指を閉じます（**図表1-29**③）。

図表1-29　４～５か月までに消失する反射の例

①モロー反射　　②緊張性頸反射　　③手掌把握反射

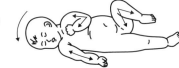

（2）出生時に存在し２歳頃に消失する反射

●バビンスキー反射

　子どもの足の裏をこすると見られる反射です。足の親指が反り返り、親指以外の指が開きます（**図表1-30**）。

図表1-30　バビンスキー反射

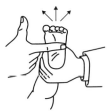

🩺 大人の場合、錐体路障害*の疑いを示す病的な反射です。

（3）出生時に存在せず３～６か月以降に見られる反射

①パラシュート反射

　子どもの両脇を支えて持ち上げ、急にからだを前に傾けたときに、両腕を前に出し両手の指を開いてからだを支えようとする反射です

★錐体路障害

　自分の意思で動かすことができる運動をつかさどる中枢神経路（錐体路）に起きる障害です。

（**図表 1 -31①**）。

②ランドウ反射

　子どもを水平に抱いて、首を上げさせたり、胸部を前屈させるたりすると見られる反射です。首を上げさせると体幹と下肢が伸び、胸部を前屈させると体幹と下肢が屈曲します（**図表 1 -31②**）。

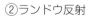

図表 1 -31　　3〜6か月以降の反射の例

①パラシュート反射　　　②ランドウ反射

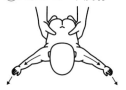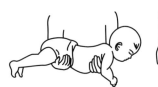

2　子どもの運動・情緒・言語の発達

　子どもの運動・情緒・言語の発達について、以下にまとめます。代表的なものには、覚え方の例も載せています。

（1）運動の発達

・3〜4か月：首が座る

　　　　　　「見く（3）びっていると首座る」

・5〜6か月：寝返りを打つ

　　　　　　「寝返りをごろん（5〜6）と打つ」

・7〜8か月：座る

　　　　　　「何（7）と！早（8）くも座ります」

・8〜9か月：はいはいをする

　　　　　　「はい（8）はいするのは8か月」

・10か月　　：つかまり立ちをする

　　　　　　「父（10）さんにつかまり立ち」

・1歳　　　　：立つ

　　　　　　「一切（1歳）合切立ち上がる」

・2歳　　　　：階段を上る

　　　　　　「階段に（2歳）最初に上る』

・3歳　　　　：三輪車に乗る、○が描ける

　　　　　　「三輪車は3歳」

・4歳　　　　：けんけんができる、□が描ける

・5歳　　　　：スキップができる、△が描ける、縄跳びができる

「3歳、4歳、5歳で○、□、△」

（2）情緒の発達

・2か月　　　：あやすとほほえむ

「に（2）やっと笑う」

・3か月　　　：声のする方向を振り向く

「耳（3）で反応」

・3〜4か月：笑う

「ミヨ（3〜4）ちゃんが笑う」

・5〜6か月：母親がわかる

・7〜8か月：人見知りをする

「何（7）と！ 早（8）くも人見知り」

・10か月　　：ばいばいをする

「遠く（10）ばいばい」

・1歳　　　　：命令を実行する、指差しをする

・2〜3歳　：自己中心的になる、反抗する

（3）言葉発達

・7〜10か月：意味のない言葉

「何（7）だか、意味のない言葉」

・1歳　　　　：1語

「1歳　1語」

・15か月　　：3語

「3×5=15か月」

・2歳　　　　：2語文

「2歳　2語文」

・3歳　　　　：名前と年齢が言える

「皆（3）名前は3歳で言える」

Column

スキャモンの発達・発育曲線

　人間のからだの組織について、20歳のレベルを100％として発達・発育の過程をグラフに示したものを、スキャモンの発達・発育曲線といいます。

　グラフは、一般型、神経型、リンパ型、生殖型の4パターンに分けられます。一般型は、身長・体重、肝臓・腎臓などの臓器の発育を示します。神経型は、脳神経の発育を示します。リンパ型は、扁桃・リンパ節などのリンパ組織の発育を示します。生殖型は、男児の陰茎・睾丸、女児の卵巣・子宮などの発達を示します。

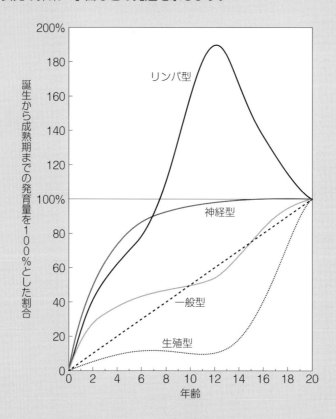

　一般型は、幼時期までに急速に発達し、その後緩やかになり、二次性徴の思春期に再び急激に発達して20歳のレベルに達します。神経型は、出生直後から4〜5歳頃までに約80％成長し、12歳頃には100％近くになります。リンパ型は、出生直後から12〜13歳までに急激に成長し、100％を超えますが、その後、思春期には20歳のレベルに戻ります。生殖型は、14歳頃から急激に発達します。

なお、3歳以上児の保育について、「平成29年度保育所保育指針」の第2章には、**図表1-32**のように書かれています。

図表1-32　3歳以上児の保育に関するねらい及び内容

（1）基本的事項

ア　この時期においては、運動機能の発達により、基本的な動作が一通りできるようになるとともに、基本的な生活習慣もほぼ自立できるようになる。理解する語彙数が急激に増加し、知的興味や関心も高まってくる。仲間と遊び、仲間の中の一人という自覚が生じ、集団的な遊びや協同的な活動も見られるようになる。これらの発達の特徴を踏まえて、この時期の保育においては、個の成長と集団としての活動の充実が図られるようにしなければならない。

イ　本項においては、この時期の発達の特徴を踏まえ、保育の「ねらい」及び「内容」について、心身の健康に関する領域「健康」、人との関わりに関する領域「人間関係」、身近な環境との関わりに関する領域「環境」、言葉の獲得に関する領域「言葉」及び感性と表現に関する領域「表現」としてまとめ、示している。

ウ　本項の各領域において示す保育の内容は、第1章の2に示された養護における「生命の保持」及び「情緒の安定」に関わる保育の内容と、一体となって展開されるものであることに留意が必要である。

（2）ねらい及び内容

ア　健康健康な心と体を育て、自ら健康で安全な生活をつくり出す力を養う。

（ア）ねらい

① 明るく伸び伸びと行動し、充実感を味わう。

② 自分の体を十分に動かし、進んで運動しようとする。

③ 健康、安全な生活に必要な習慣や態度を身に付け、見通しをもって行動する。

（イ）内容

① 保育士等や友達と触れ合い、安定感をもって行動する。

② いろいろな遊びの中で十分に体を動かす。

③　進んで戸外で遊ぶ。

④　様々な活動に親しみ、楽しんで取り組む。

⑤　保育士等や友達と食べることを楽しみ、食べ物への興味や関心をもつ。

⑥　健康な生活のリズムを身に付ける。

⑦　身の回りを清潔にし、衣服の着脱、食事、排泄などの生活に必要な活動を自分でする。

⑧　保育所における生活の仕方を知り、自分たちで生活の場を整えながら見通しをもって行動する。

⑨　自分の健康に関心をもち、病気の予防などに必要な活動を進んで行う。

⑩　危険な場所、危険な遊び方、災害時などの行動の仕方が分かり、安全に気を付けて行動する。

(ウ) 内容の取扱い

上記の取扱いに当たっては、次の事項に留意する必要がある。

①　心と体の健康は、相互に密接な関連があるものであることを踏まえ、子どもが保育士等や他の子どもとの温かい触れ合いの中で自己の存在感や充実感を味わうことなどを基盤として、しなやかな心と体の発達を促すこと。特に、十分に体を動かす気持ちよさを体験し、自ら体を動かそうとする意欲が育つようにすること。

②　様々な遊びの中で、子どもが興味や関心、能力に応じて全身を使って活動することにより、体を動かす楽しさを味わい、自分の体を大切にしようとする気持ちが育つようにすること。その際、多様な動きを経験する中で、体の動きを調整するようにすること。

③　自然の中で伸び伸びと体を動かして遊ぶことにより、体の諸機能の発達が促されることに留意し、子どもの興味や関心が戸外にも向くようにすること。その際、子どもの動線に配慮した園庭や遊具の配置などを工夫すること。

④　健康な心と体を育てるためには食育を通じた望ましい食習慣の形成が大切であることを踏まえ、子どもの食生活の実情に配慮し、和やかな雰囲気の中で保育士等や他の子どもと食べる喜びや楽しさを味わったり、様々な食べ物への興味や関心をもったりするなどし、食の大切さに気付き、進んで食べようとする気持ちが育つようにすること。

⑤　基本的な生活習慣の形成に当たっては、家庭での生活経験に配慮し、子どもの自立心を育て、子どもが他の子どもと関わりながら主体的な活動を展開する中で、生活に必要な習慣を身に付け、次第に見通しをもって行動できるようにすること。

⑥　安全に関する指導に当たっては、情緒の安定を図り、遊びを通して安全についての構えを身に付け、危険な場所や事物などが分かり、安全についての理解を深めるようにすること。また、交通安全の習慣を身に付けるようにするとともに、避難訓練などを通して、災害などの緊急時に適切な行動がとれるようにすること。

イ　人間関係

他の人々と親しみ、支え合って生活するために、自立心を育て、人と関わる力を養う。

(ア) ねらい

①　保育所の生活を楽しみ、自分の力で行動することの充実感を味わう。

②　身近な人と親しみ、関わりを深め、工夫したり、協力したりして一緒に活動する楽しさを味わい、愛情や信頼感をもつ。

③　社会生活における望ましい習慣や態度を身に付ける。

(イ) 内容

①　保育士等や友達と共に過ごすことの喜びを味わう。

②　自分で考え、自分で行動する。

③　自分でできることは自分でする。

④　いろいろな遊びを楽しみながら物事をやり遂げようとする気持ちをもつ。

⑤　友達と積極的に関わりながら喜びや悲しみを共感し合う。

⑥　自分の思ったことを相手に伝え、相手の思っていることに気付く。

⑦　友達のよさに気付き、一緒に活動する楽しさを味わう。

⑧　友達と楽しく活動する中で、共通の目的を見いだし、工夫したり、協力したりなどする。

⑨　よいことや悪いことがあることに気付き、考えながら行動する。

⑩　友達との関わりを深め、思いやりをもつ。

⑪　友達と楽しく生活する中できまりの大切さに気付き、守ろ

うとする。

⑫　共同の遊具や用具を大切にし、皆で使う。

⑬　高齢者をはじめ地域の人々などの自分の生活に関係の深いいろいろな人に親しみをもつ。

(ウ) 内容の取扱い

上記の取扱いに当たっては、次の事項に留意する必要がある。

①　保育士等との信頼関係に支えられて自分自身の生活を確立していくことが人と関わる基盤となることを考慮し、子どもが自ら周囲に働き掛けることにより多様な感情を体験し、試行錯誤しながら諦めずにやり遂げることの達成感や、前向きな見通しをもって自分の力で行うことの充実感を味わうことができるよう、子どもの行動を見守りながら適切な援助を行うようにすること。

②　一人一人を生かした集団を形成しながら人と関わる力を育てていくようにすること。その際、集団の生活の中で、子どもが自己を発揮し、保育士等や他の子どもに認められる体験をし、自分のよさや特徴に気付き、自信をもって行動できるようにすること。

③　子どもが互いに関わりを深め、協同して遊ぶようになるため、自ら行動する力を育てるとともに、他の子どもと試行錯誤しながら活動を展開する楽しさや共通の目的が実現する喜びを味わうことができるようにすること。

④　道徳性の芽生えを培うに当たっては、基本的な生活習慣の形成を図るとともに、子どもが他の子どもとの関わりの中で他人の存在に気付き、相手を尊重する気持ちをもって行動できるようにし、また、自然や身近な動植物に親しむことなどを通して豊かな心情が育つようにすること。特に、人に対する信頼感や思いやりの気持ちは、葛藤やつまずきをも体験し、それらを乗り越えることにより次第に芽生えてくることに配慮すること。

⑤　集団の生活を通して、子どもが人との関わりを深め、規範意識の芽生えが培われることを考慮し、子どもが保育士等との信頼関係に支えられて自己を発揮する中で、互いに思いを主張し、折り合いを付ける体験をし、きまりの必要性などに気付き、自分の気持ちを調整する力が育つようにすること。

⑥　高齢者をはじめ地域の人々などの自分の生活に関係の深い

いろいろな人と触れ合い、自分の感情や意志を表現しながら共に楽しみ、共感し合う体験を通して、これらの人々などに親しみをもち、人と関わることの楽しさや人の役に立つ喜びを味わうことができるようにすること。また、生活を通して親や祖父母などの家族の愛情に気付き、家族を大切にしようとする気持ちが育つようにすること。

ウ　環境

周囲の様々な環境に好奇心や探究心をもって関わり、それらを生活に取り入れていこうとする力を養う。

(ア) ねらい

① 身近な環境に親しみ、自然と触れ合う中で様々な事象に興味や関心をもつ。

② 身近な環境に自分から関わり、発見を楽しんだり、考えたりし、それを生活に取り入れようとする。

③ 身近な事象を見たり、考えたり、扱ったりする中で、物の性質や数量、文字などに対する感覚を豊かにする。

(イ) 内容

① 自然に触れて生活し、その大きさ、美しさ、不思議さなどに気付く。

② 生活の中で、様々な物に触れ、その性質や仕組みに興味や関心をもつ。

③ 季節により自然や人間の生活に変化のあることに気付く。

④ 自然などの身近な事象に関心をもち、取り入れて遊ぶ。

⑤ 身近な動植物に親しみをもって接し、生命の尊さに気付き、いたわったり、大切にしたりする。

⑥ 日常生活の中で、我が国や地域社会における様々な文化や伝統に親しむ。

⑦ 身近な物を大切にする。

⑧ 身近な物や遊具に興味をもって関わり、自分なりに比べたり、関連付けたりしながら考えたり、試したりして工夫して遊ぶ。

⑨ 日常生活の中で数量や図形などに関心をもつ。

⑩ 日常生活の中で簡単な標識や文字などに関心をもつ。

⑪ 生活に関係の深い情報や施設などに興味や関心をもつ。

⑫ 保育所内外の行事において国旗に親しむ。

(ウ) 内容の取扱い

上記の取扱いに当たっては、次の事項に留意する必要がある。

① 子どもが、遊びの中で周囲の環境と関わり、次第に周囲の世界に好奇心を抱き、その意味や操作の仕方に関心をもち、物事の法則性に気付き、自分なりに考えることができるようになる過程を大切にすること。また、他の子どもの考えなどに触れて新しい考えを生み出す喜びや楽しさを味わい、自分の考えをよりよいものにしようとする気持ちが育つようにすること。

② 幼児期において自然のもつ意味は大きく、自然の大きさ、美しさ、不思議さなどに直接触れる体験を通して、子どもの心が安らぎ、豊かな感情、好奇心、思考力、表現力の基礎が培われることを踏まえ、子どもが自然との関わりを深めることができるよう工夫すること。

③ 身近な事象や動植物に対する感動を伝え合い、共感し合うことなどを通して自分から関わろうとする意欲を育てるとともに、様々な関わり方を通してそれらに対する親しみや畏敬の念、生命を大切にする気持ち、公共心、探究心などが養われるようにすること。

④ 文化や伝統に親しむ際には、正月や節句など我が国の伝統的な行事、国歌、唱歌、わらべうたや我が国の伝統的な遊びに親しんだり、異なる文化に触れる活動に親しんだりすることを通じて、社会とのつながりの意識や国際理解の意識の芽生えなどが養われるようにすること。

⑤ 数量や文字などに関しては、日常生活の中で子ども自身の必要感に基づく体験を大切にし、数量や文字などに関する興味や関心、感覚が養われるようにすること。

エ 言葉

経験したことや考えたことなどを自分なりの言葉で表現し、相手の話す言葉を聞こうとする意欲や態度を育て、言葉に対する感覚や言葉で表現する力を養う。

(ア) ねらい

① 自分の気持ちを言葉で表現する楽しさを味わう。

② 人の言葉や話などをよく聞き、自分の経験したことや考えたことを話し、伝え合う喜びを味わう。

③ 日常生活に必要な言葉が分かるようになるとともに、絵本

や物語などに親しみ、言葉に対する感覚を豊かにし、保育士等や友達と心を通わせる。

(イ) 内容

① 保育士等や友達の言葉や話に興味や関心をもち、親しみをもって聞いたり、話したりする。

② したり、見たり、聞いたり、感じたり、考えたりなどしたことを自分なりに言葉で表現する。

③ したいこと、してほしいことを言葉で表現したり、分からないことを尋ねたりする。

④ 人の話を注意して聞き、相手に分かるように話す。

⑤ 生活の中で必要な言葉が分かり、使う。

⑥ 親しみをもって日常の挨拶をする。

⑦ 生活の中で言葉の楽しさや美しさに気付く。

⑧ いろいろな体験を通じてイメージや言葉を豊かにする。

⑨ 絵本や物語などに親しみ、興味をもって聞き、想像をする楽しさを味わう。

⑩ 日常生活の中で、文字などで伝える楽しさを味わう。

(ウ) 内容の取扱い

上記の取扱いに当たっては、次の事項に留意する必要がある。

① 言葉は、身近な人に親しみをもって接し、自分の感情や意志などを伝え、それに相手が応答し、その言葉を聞くことを通して次第に獲得されていくものであることを考慮して、子どもが保育士等や他の子どもと関わることにより心を動かされるような体験をし、言葉を交わす喜びを味わえるようにすること。

② 子どもが自分の思いを言葉で伝えるとともに、保育士等や他の子どもなどの話を興味をもって注意して聞くことを通して次第に話を理解するようになっていき、言葉による伝え合いができるようにすること。

③ 絵本や物語などで、その内容と自分の経験とを結び付けたり、想像を巡らせたりするなど、楽しみを十分に味わうことによって、次第に豊かなイメージをもち、言葉に対する感覚が養われるようにすること。

④ 子どもが生活の中で、言葉の響きやリズム、新しい言葉や表現などに触れ、これらを使う楽しさを味わえるようにすること。その際、絵本や物語に親しんだり、言葉遊びなどをし

たりすることを通して、言葉が豊かになるようにすること。

⑤ 子どもが日常生活の中で、文字などを使いながら思ったことや考えたことを伝える喜びや楽しさを味わい、文字に対する興味や関心をもつようにすること。

オ　表現

感じたことや考えたことを自分なりに表現することを通して、豊かな感性や表現する力を養い、創造性を豊かにする。

(ア) ねらい

① いろいろなものの美しさなどに対する豊かな感性をもつ。

② 感じたことや考えたことを自分なりに表現して楽しむ。

③ 生活の中でイメージを豊かにし、様々な表現を楽しむ。

(イ) 内容

① 生活の中で様々な音、形、色、手触り、動きなどに気付いたり、感じたりするなどして楽しむ。

② 生活の中で美しいものや心を動かす出来事に触れ、イメージを豊かにする。

③ 様々な出来事の中で、感動したことを伝え合う楽しさを味わう。

④ 感じたこと、考えたことなどを音や動きなどで表現したり、自由にかいたり、つくったりなどする。

⑤ いろいろな素材に親しみ、工夫して遊ぶ。

⑥ 音楽に親しみ、歌を歌ったり、簡単なリズム楽器を使ったりなどする楽しさを味わう。

⑦ かいたり、つくったりすることを楽しみ、遊びに使ったり、飾ったりなどする。

⑧ 自分のイメージを動きや言葉などで表現したり、演じて遊んだりするなどの楽しさを味わう。

(ウ) 内容の取扱い

上記の取扱いに当たっては、次の事項に留意する必要がある。

① 豊かな感性は、身近な環境と十分に関わる中で美しいもの、優れたもの、心を動かす出来事などに出会い、そこから得た感動を他の子どもや保育士等と共有し、様々に表現することなどを通して養われるようにすること。その際、風の音や雨の音、身近にある草や花の形や色など自然の中にある音、形、色などに気付くようにすること。

② 子どもの自己表現は素朴な形で行われることが多いので、

保育士等はそのような表現を受容し、子ども自身の表現しようとする意欲を受け止めて、子どもが生活の中で子どもらしい様々な表現を楽しむことができるようにすること。

③　生活経験や発達に応じ、自ら様々な表現を楽しみ、表現する意欲を十分に発揮させることができるように、遊具や用具などを整えたり、様々な素材や表現の仕方に親しんだり、他の子どもの表現に触れられるよう配慮したりし、表現する過程を大切にして自己表現を楽しめるように工夫すること。

（「平成29年度保育所保育指針」第2章　保育の内容）

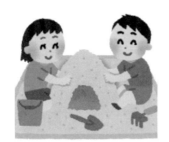

9 子どもの疾病と保健

子どもの疾病のうち、感染症については第1編第3章3で、けいれんについては第1編第4章4で述べました。本節では、子どもの体質・機能により引き起こされる主な疾病をまとめます。

1. 呼吸器疾患

呼吸障害を起こすものとして、新生児呼吸窮迫症候群、胎便吸引症候群があります。

（1）新生児呼吸窮迫症候群

次のような特徴があります。

・呻吟★、多呼吸、努力性呼吸★、チアノーゼ（第1編第1章2参照）などが見られる
・酸素投与や人工呼吸管理★が必要になることもある

【発症の原因】 肺の未成熟（肺サーファクタント★の欠乏）
【発症する時期】 生後2～3時間
【発症の多い子ども】 1,500g未満の極低出生体重児（本章3参照）、母体糖尿病★をもつ新生児

（2）胎便吸引症候群

次のような特徴があります。

・呻吟、多呼吸、努力性呼吸、チアノーゼなどのほか、鼻咽腔に混濁した羊水、爪に胎便付着が見られる
・酸素投与や人工呼吸管理のほか、吸引による胎便除去、抗生物質の投与が必要になることもある

【発症の原因】 胎便の誤嚥（分娩直前の低酸素症の結果）
【発症する時期】 生後2～3分
【発症の多い子ども】 過期産児（本章3参照）、遷延分娩★により出生した新生児、成熟児

2. 循環器疾患

心臓は、左心室、左心房、右心室、右心房の4つの部屋に分かれています。そして左心室と右心室の間には、心室中隔があり、左心

★呻吟
苦しみうめくことです。

★努力性呼吸
健常な人が行う呼吸（安静時呼吸）が困難であり、安静時呼吸では使用していない呼吸筋を使って行う呼吸のことです。

★人工呼吸管理
人工呼吸器を使用して呼吸を行うことです。

★肺サーファクタント
肺の表面を覆う張力を減少させて、肺を広げやすくする物質のことです。

★母体糖尿病
母親の糖尿病であり、胎児に影響を与えます。

★遷延分娩
開始後、初産婦は30時間、経産婦（2回目以降の出産）は15時間を経過しても、出生に至らない分娩のことです。

房と右心房の間には、心房中隔があります（**図表1-33**）。

図表1-33　心臓の構造

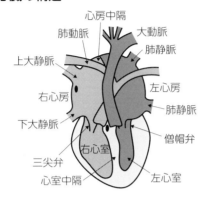

原因する場所ごとに、以下のような疾患が引き起こされます。

（1）心室中隔欠損症（VSD）

次のような特徴があります。

・心雑音が聞こえる

・心室中隔の欠損が大きい場合（大欠損）は、大量発汗、多呼吸、哺乳困難、体重増加不良が見られる

【発症の原因】　　　心室中隔の穴

> 心室中隔の欠損が小さい場合（小欠損）は、症状が見られません。

（2）心房中隔欠損症（ASD）

次のような特徴があります。

・心雑音が聞こえる

・思春期以降に労作時呼吸困難★が見られ、疲れやすくなる

【発症の原因】　　　心房中隔の穴

★労作時呼吸困難

労働や運動をすると起きる呼吸困難です。

（3）動脈管開存症（PDA）

次のような特徴があります。

・心雑音のほか、脈圧の増大、速脈が見られる

【発症の原因】　　　胎児期の動脈管が残ったことによる

（4）ファロー四徴候（TOF）

次のような特徴があります。

123

★蹲踞

体を丸くして屈んだ
姿勢のことです。

・新生児期以降よりチアノーゼが見られる
・生後2～3か月頃より無酸素発作が見られる
・2歳以降より蹲踞★の姿勢が見られる

3 消化器疾患

腸重積症（第1編第4章3参照）、虫垂炎（第1編第4章3参照）などがあります。腸重積症の場合は対応の遅れによって、虫垂炎の場合は炎症の程度によって、手術が必要になることもあります。

4 神経疾患・筋疾患

神経障害を起こすものとして、脳性麻痺があります。また、特定の筋肉に疾患を起こすものとして、筋ジストロフィーがあります。

（1）脳性麻痺

脳性麻痺とは、新生児期までに発生した大脳のさまざまな病変で起こるものです。運動機能および手足に、永続的で変化も起こる異常が見られます。次のような特徴があります。
・不随意運動、言語障害、四肢麻痺、運動不安定性などが見られる
・四肢の筋緊張が亢進する
【発症する時期】　　2歳未満が多い
【発症の原因】　　さまざまな理由による脳の損傷
【発症の多い子ども】　周産期仮死★した新生児、超低体重出生児、
　　　　　　　　　　新生児重症黄疸をもつ新生児

★周産期仮死

出生前後のさまざまな原因で仮死状態になることです。

（2）筋ジストロフィー

筋ジストロフィーは、さまざまな病型に分類されますが、そのうち、最も発症の頻度が高いのは、デュシェンヌ型です。デュシェンヌ型には、次のような特徴があります。
・歩き方に異常が見られたり、転びやすかったりすることで発症が確認される
・筋線維が変性し、委縮する
・腰帯筋の筋力の低下から始まり、しだいに、大殿筋へと筋力の低下の範囲が広がっていく
・筋力低下は、左右対称に起きる

・発症後10年以内に歩行不能となり、発症後20年以内に呼吸不全、心不全で死亡する

> 🩺 肢体筋委縮により、腰をふって歩く動揺性歩行（**図表1-34①**）、床から立ち上がる際に太腿部に手を着く登攀性起立（**図表1-34②**）などが見られます。

【発症する時期】　　２〜５歳頃
【発症の多い子ども】　デュシェンヌ型は男児のみ

図表1-34　デュシェンヌ型の特徴

①動揺性歩行
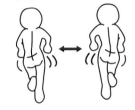

②登攀性起立
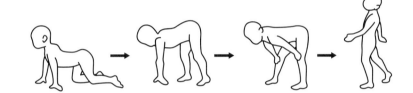

5 泌尿器疾患

泌尿器のうち腎臓に原因があり疾患を起こすものとして、ネフローゼ症候群があります。次のような特徴があります。
・尿中に大量の蛋白質が漏れ出し、低蛋白血症を引き起こす
・高脂血症や低蛋白血症により、浮腫が見られる
・ステロイド薬により、90％以上は尿中の蛋白質を消失させられるが、再発することも多い
【発症の多い子ども】　男児に多い

6 内分泌疾患

原因ごとに、以下のような疾患が引き起こされます。

（1）糖尿病

次のような特徴があります。
・慢性の高血糖状態となり、さまざまな病態が引き起こされる
・高血糖、口渇、多飲、多尿、体重減少、昏睡などが見られる
・Ⅰ型糖尿病（次ページ**（2）**参照）とⅡ型糖尿病の２つがあり、

子どもの場合、Ⅰ型糖尿病が多い

・合併症のうち、３大合併症として、糖尿病性網膜症、糖尿病性腎症、糖尿病性神経障害があり、そのほか、動脈硬化症（大血管障害）、糖尿病足病変が引き起こされる

【発症の原因】　　　　インスリンの絶対的不足または相対的不足

（2）Ⅰ型糖尿病

次のような特徴があります。

・膵β細胞★が破壊されることで発症する

・多くの場合、絶対的インスリン不足となり、インスリン療法★が必須になる

【発症の多い子ども】　発症感受性遺伝子をもつ子ども

（3）下垂体性小人症

次のような特徴があります。

・成長速度が低下し、全体的に均整のとれた低身長となる

・顔の幼さ、骨発育遅延、性腺機能不全などが見られる

・知能は正常である

【発症の原因】　　　　下垂体からの成長ホルモン分泌量の低下

（4）クレチン病（先天性甲状腺機能低下症）

次のような特徴があります。

・新生児黄疸、貧血、浮腫

・身体発育不良、クレチン顔貌★

・胎便排泄の遅れ、便秘、腹部膨満

【発症の原因】　　　　甲状腺の発生異常（無甲状腺、低形成、異所性甲状腺など）およびホルモン合成障害

7. 血液疾患

原因ごとに、以下のような疾患が引き起こされます。

（1）新生児メレナ

次のような特徴があります。

・出血傾向があり、全身の皮下出血、吐血、下血が起きる

・発作時には、ビタミンKの静脈内投与を行う

・発作予防には、ビタミンKシロップの内服を行う

【発症する時期】　　　生後2〜5日

【発症の原因】　　　　ビタミンK欠乏

（2）新生児生理的黄疸

　次のような特徴があります（第1編第1章2参照）。

・赤血球が崩壊しやすく肝臓のビリルビン（第1編第1章2参照）代謝力が弱いため、黄疸が見られる

・出生して2日後より発症し、4〜5日で症状が最大となる

・症状は、2週間以内に自然に消える（母乳性黄疸★の場合は、1か月以上消えないこともある）

・ビリルビン値が高くなったときは、光線療法を行う

【発症する時期】　　　生後2日

【発症の原因】　　　　赤血球崩壊とビリルビン代謝不足

（3）アレルギー性紫斑病

　次のような特徴があります。

・毛細血管の透過性が進行し、組織への浮腫と出血が起きる

・A群β溶血性レンサ球菌★などによる

・上気道感染し、10〜30日後に発症する

・関節症状、胃腸症状、腎症状、紫斑、浮腫が見られる

【発症する時期】　　　3〜10歳

【発症の原因】　　　　全身の微小血管炎によるアレルギー反応

（4）血友病

　次のような特徴があります。

・出血傾向があり、関節内血腫や筋肉内血腫による疼痛、腫脹や末梢神経麻痺、深部組織への出血などが起きる

【発症の原因】　　　　血液凝固因子の先天的低下

【発症の多い子ども】　血友病の遺伝子をもつ子ども。男児に多い

8. アレルギー疾患

　人間のからだには、細菌やウイルスなどの病原体が入ってきたとき、病原体を除いて体を守る免疫という働きがあります。免疫は、人間が健康に生活するために非常に大切なものです。しかし、この

★母乳性黄疸

　母乳に含まれる成分が乳児の肝臓の働きを障害し、黄疸の原因物質であるビリルビンを排泄できなくさせることで起こります。

★A群β溶血性レンサ球菌

　上気道炎や化膿性皮膚感染症などの原因となる、鎖のようにつながった形状の細菌です。

免疫が、食べ物や外部からの刺激（アレルゲン）に過剰に反応してしまうことがあります。これをアレルギー反応といいます。

アレルギーの原因ごとに、以下のような疾患が引き起こされます。

（1）食物アレルギー

次のような特徴があります。

・皮膚、粘膜、消化管、呼吸器などに症状が見られる
・アナフィラキシー（第1編第5章3参照）を起こすことがある

【発症の原因】　　　アレルゲンとなる食べ物の摂取

（2）アトピー性皮膚炎

次のような特徴があります。

・皮膚の乾燥、湿疹、掻痒感などが見られる

【発症する時期】　　　乳幼児期から思春期
【発症の多い子ども】　アトピー性疾患既往歴・家族歴のある子ども

（3）アレルギー性鼻炎

次のような特徴があります。

・発作性くしゃみ、水様性鼻汁、鼻閉
・ハウスダストによる喘息、結膜炎を併発させることがある

（4）気管支喘息

次のような特徴があります。

・発作性くしゃみ、水様性鼻汁、鼻閉
・ハウスダストによる喘息、結膜炎を併発させることがある
・夜間から早朝にかけて、発作性の呼気性呼吸困難、喘鳴、咳嗽が見られる
・発作により、起坐呼吸（第1編第4章4参照）をする
・思春期までに半数以上が自然に治癒する（成人型喘息への移行はあまり見られない）

アレルゲンからの隔離が重要で、重積発作★に対しては、集中治療が必要になります。

【発症する時期】　　　約90%が5歳まで
【発症の原因】　　　　刺激に対する気道の反応★

★**重積発作**

重症の喘息発作が続く状態のことです。

★**刺激に対する気道の反応**

I型アレルギーとそれに伴う慢性気道炎症があります。I型アレルギーとは、アレルギーの1つの型であり、喘息、じん麻疹、アレルギー性鼻炎、アトピー性皮膚炎などが分類されます。

9 悪性腫瘍

生体内のコントロールに反して過剰に増殖してできた組織や細胞の塊（腫瘍組織塊）を、腫瘍といいます。腫瘍は、良性腫瘍と悪性腫瘍に分けられ、近くの組織に侵入して離れた組織にまで広がり、命にもかかわるものを、悪性腫瘍といいます。なお、悪性腫瘍には、上皮性腫瘍★から発生するものと、非上皮性腫瘍★から発生するものがあり、上皮性腫瘍から発生するものが、がんと呼ばれます。

悪性腫瘍が原因する疾患として、以下のようなものがあります。

（1）白血病

白血病には、急性リンパ性白血病（ALL）と急性骨髄性白血病（AML）の２つがあり、子どもの場合、急性リンパ性白血病を発症します。次のような特徴があります。
・出血傾向があり、貧血を起こす
・頭痛、発熱、嘔吐、肝脾腫★、リンパ節腫脹、前縦隔腫瘤★、中枢神経症状★などが見られる
・抗がん剤による多剤併用化学療法を行う
【発症する時期】　10歳未満
【発症の原因】　　血液をつくる細胞の遺伝子異常

> 急性リンパ性白血病は、子どものほか高齢者にも見られます。

（2）神経芽細胞腫（神経芽腫）

次のような特徴があります。
・子どもの腹部の悪性腫瘍で最も多く見られる
・副腎髄質★、交感神経節などに多く発症する（３歳以下）

（3）腎芽腫（ウィルムス腫瘍）

次のような特徴があります。
・腎尿細管に多く発症する（３歳以下）

（4）肝芽細胞腫

次のような特徴があります。
・肝細胞に多く発症する（５歳以下）

★上皮性腫瘍

外胚葉から形成された皮膚と内胚葉から形成された組織に発生する腫瘍です。

★非上皮性腫瘍

中胚葉から形成された組織（血管系、筋肉、骨など）に発生する腫瘍です。

★肝脾腫

肝臓と脾臓が肥大した状態です。

★前縦隔腫瘤

左右の肺に囲まれた部分である縦隔の前方にできる腫瘍のことです。

★中枢神経症状

脳・脊髄が侵されて起きる神経症状のことです。頭痛、吐き気、嘔吐、倦怠感、麻痺、失禁、視力障害、けいれん、意識障害などが見られます。

★副腎髄質

腎臓の上部に接する副腎の内部を構成するものの１つです。

10 子どもの精神保健

精神保健とは、精神面の健康のことで、心の健康、精神衛生などともいわれ、不安や不満がない状態、不安や不満があってもそれを適切に処理できる状態のことです。精神的な疲労、ストレス、悩みなどを予防・軽減・緩和させるサポートが重要になります。

1. 精神面の健康を妨げるもの

精神面の健康をサポートする際、特に子どもの場合、虐待の有無や心身症の有無の確認が重要です。

2 子どもに対する虐待

子どもに対する虐待は、児童虐待（または幼児虐待）と呼ばれます。厚生労働省は、**図表1-35**のように、児童虐待を4種類に分類しています。

図表1-35 児童虐待の種類

種類	例
身体的虐待	殴る、蹴る、叩く、投げ落とす、激しく揺さぶる、やけどを負わせる、溺れさせる、首を絞める、縄などにより一室に拘束する　など
性的虐待	子どもへの性的行為、性的行為を見せる、性器を触る又は触らせる、ポルノグラフィの被写体にする　など
ネグレクト★	家に閉じ込める、食事を与えない、ひどく不潔にする、自動車の中に放置する、重い病気になっても病院に連れて行かない　など
心理的虐待	言葉による脅し、無視、きょうだい間での差別的扱い、子どもの目の前で家族に対して暴力をふるう（ドメスティック・バイオレンス：DV）、きょうだいに虐待行為を行う　など

（出典）厚生労働省「児童虐待の定義と現状」

★ネグレクト

育児放棄と訳されます。

　2018年度の児童相談所への児童虐待相談件数は、**図表1-36**のとおりです。159,850件のうち、身体的虐待と心理的虐待が、児童虐待の80.5%を占めています。

図表1-36　児童相談所での虐待相談の内容別件数

種類	身体的虐待	ネグレクト	性的虐待	心理的虐待	総数
	40,256 (25.2%)	29,474 (18.4%)	1,731 (1.1%)	88,389 (55.3%)	159,850 (100.0%)

（出典）厚生労働省「平成30年度の児童相談所での児童虐待相談対応件数（速報値）」

　児童相談所への児童虐待の相談対応件数は、年々増加しています。2018年度には、児童虐待の防止等に関する法律が施行された1999年度の11,631件の約14倍になっています（**図表1-37**）。また、児童虐待により死亡（虐待死）する割合も、死亡者数全体の中でも高い水準で推移しています。

図表1-37　児童相談所での児童虐待相談対応件数とその推移

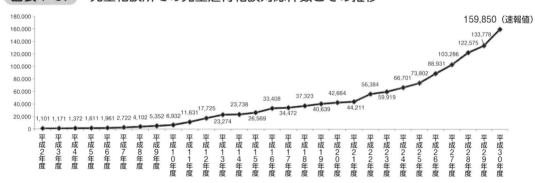

※平成22年度の件数は、東日本大震災の影響により、福島県を除いて集計した数値。
（出典）厚生労働省「平成30年度の児童相談所での児童虐待相談対応件数（速報値）」

　虐待を受けた子どもを年齢別に見ると、「7～12歳」が33.7%と最も多く、次いで「3～6歳」が25.7%となっています。ただし、「0～2歳」も20%以上を占めています。（次ページ**図表1-38**）。

図表1-38 被虐待者の年齢別対応件数

区分	0〜2歳	3〜6歳	7〜12歳	13〜15歳	16〜18歳	総数
	32,302 (20.2%)	41,090 (25.7%)	53,797 (33.7%)	21,847 (13.7%)	10,802 (6.8%)	159,838 (100.0%)

（出典）厚生労働省「平成30年度福祉行政報告例の概況」

　虐待を受けた子どもに見られやすい症状として、睡眠障害、多動、情緒的不安、対人関係の障害、うつ状態などがあります。これらの症状から虐待の疑いを早期に発見し、時間をかけてサポートを行うことが大切です。

3 子どもに見られる心身症

　心身症は、心の問題の関与が大きい身体疾患です。主な疾患には、以下のものがあります。

（1）過換気症候群

　次のような特徴があります。
・呼吸が早くなり、しびれやけいれん、意識消失が起きる
・症状が見られたときは、緊張をほぐし安心させ、ゆっくり呼吸させることが重要

【発症の原因】　　　　精神的な不安や心因性反応（ヒステリーなど）
【発症の多い子ども】　精神的ストレスを受けやすい学童（および若年者）、女児（女性）に多く、男女比は1：2といわれる

> 呼吸器に器質的な原因があることで起きる場合もあります。

（2）過敏性大腸症候群（IBS）

　次のような特徴があります。
・腹痛を伴う便秘、下痢、便秘と下痢が交代する便通異常が起きる
・検査をしても炎症所見などは見られない
・ストレスから解放されると症状が消える

【発症の原因】　　　　ストレスや精神的な動揺（不安など）
【発症の多い子ども】　思春期、女児（女性）

💊ストレスの大きい40歳代の男性にも多く見られます。

（3）神経性食欲不振症（拒食症）

第1編第1章3でも述べましたが、摂食障害の1つで、次のような特徴があります。

・極度のやせ状態（正常体重の85%以下）となる
・病識が乏しい
・重症になると命にかかわる
・症状が見られたときは、安静にさせて栄養をとらせ、病気についての教育を行う

【発症の原因】　　　ストレスを適切に対処する能力の不足
【発症の多い子ども】　几帳面で真面目な小学校低学年から中学生。女児（女性）に多い

💊遺伝的要因、心理的要因、家族的要因、社会文化的要因（P.135コラム参照）によって起きる摂食障害です。

（4）チック障害

次のような特徴があります。

・突然、自分の意思とは無関係に、素早く反復して起きる運動や発声が2週間以上続く
・精神発達に異常はなく、検査をしても脳波に異常は見られない

【発症の多い子ども】　学童期、男児（男性）

💊重度の吃音症で、運動チック★と音声チック★を伴うものをトゥレット症候群といいます。

（5）吃音症

コミュニケーション障害の1つで、次のような特徴があります。
・言いたいこと伝える言葉はわかっているが、言葉が出ない
・言葉が滑らかに出ず、話しにくそうである

【発症の多い子ども】　2～7歳頃。男児に多い

（6）夜尿症

第1編第1章3でも述べましたが、おねしょと呼ばれ、米国精神

★運動チック

自分の意思とは無関係に起きる運動（不随意運動）が見られます。瞬きが最も多く、首を振る、口角を引く、鼻をヒクヒクさせるなどがあります。

★音声チック

咳払いが最も多く、突然、単純な音声や無意味な言葉などを発することが多く見られます。

医学会（APA）の「DSM-IV-TR」では、「5歳を過ぎて週に2回以上の頻度で、少なくとも3か月以上連続して夜間睡眠中の尿失禁を認めるもの」と定義されています。次のような特徴があります。

・寝ているときに無意識に排尿する

・成長とともに軽快し、成人するまでにほぼ完全に治る

【発症の原因】　蓄尿の量と膀胱の大きさとの不均衡（朝起きる前にあふれる）

【発症の多い子ども】　男児（男性）に多い（男女比は2：1といわれる）

> 子どもは、大人に比べ膀胱の容量が少ないため、排尿間隔が短く、夜間の排尿回数も多くなります。

（7）夜驚症

次のような特徴があります。

・夜間の睡眠中に、突然、叫び声を上げるなどする

・恐怖様症状は数分続くが、本人は覚えてないことが多い

・多くの場合、成長とともに軽快する

【発症の多い子ども】　幼児期から学童期

> 特別な治療は必要ありません。

（8）選択性緘黙

次のような特徴があります。

・場面や相手によって、言葉を発しなくなる（家族など慣れている人とは通常に会話ができるが、外出先で会った人など慣れていない人とはまったく会話をしない）

・症状が見られたときは、話すことを強制せず、不安や緊張を取り除き、その場に慣れて自分らしさを発揮できるような援助を行うことが大切

【発症の原因】　雰囲気に圧倒されたことによる不安や緊張

【発症の多い子ども】　幼児期（比較的早い時期）から学童期

Column

神経性食欲不振症の要因

①遺伝的要因

　さまざまなストレスが摂食中枢に影響を及ぼしやすいという、遺伝的な要因があると考えられています。

②心理的要因

　完璧主義、強迫性、柔軟性のなさのため、挫折感を経験しやすく、他人の評価に敏感で自己評価が低いため、物事をストレスと受け取りやすいことが要因となることがあります。

③家庭的要因

　親が過保護・過干渉で自主性の発達を妨げ、家庭が安らぎの場にならないといった家族内の問題が要因となることが多くあります。

④社会文化的要因

　マスコミやファッション業界の表現から、「やせ」が自信となるようなイメージを受け、細い体型や軽い体重で自分の価値を見出そうとすることが要因に挙げられます。

11 保育環境の衛生管理

家庭や保育所などの施設では、感染症などの広がりを防ぎ、安全で快適な保育環境を保つ必要があります。そのためには、日頃からの清掃、そして、衛生管理が重要です。日々、本節のようなことに注意し、家庭での衛生管理を行い、感染症の予防に努めましょう。

1. 家庭での衛生管理

感染症の予防には、外出時に注意するだけでなく、家庭内で対策を行うことが非常に重要です。家庭での衛生管理は、意識することで、すぐに実践でき、感染症の予防効果も高いものです。

（1）生活習慣による対策

家庭での衛生管理の基本は、第一に、うがいと手洗いを励行することです。帰宅時だけでなく、食事前、排便後などにうがいと手洗いを行うことで、さまざまな感染症の予防を行うことができます。

そのほか、家庭の衛生管理で重要なことは、早寝早起きにより、規則正しい生活を心がけることです。睡眠不足や食生活の乱れは、体力を低下させ感染からの免疫力を低下させます。十分な休養と栄養をとることも、感染症予防には大切です。また、室内の換気や湿度にも注意が必要です。乾燥は、細菌の繁殖力を上げますので、室内の適度な湿度の保持が重要です。

（2）予防接種による対策

予防接種の対象年齢になった際に、積極的に接種を受けることも大切です。特に、予防接種法で規定されている定期予防接種（第1編第3章4参照）は、必ず受けるようにしましょう。そして、感染症状が見られたときには、早めに医療機関を受診し、早期治療を行い感染症を悪化させないことも大切です。

2. 保育所など施設での衛生管理

厚生労働省の「保育所における感染症対策ガイドライン（2018年改訂版）」（第1編第4章1参照）には、感染症の広がりを防ぎ、安全で快適な保育環境を保つためとして、施設内外の衛生管理が示されています。内容は、**図表1-39**のとおりです。

図表1-39　施設内外の衛生管理

○**保育室**

・日々の清掃で清潔に保つ。ドアノブ、手すり、照明のスイッチ（押しボタン）等は、水拭きした後、アルコール等による消毒を行うと良い。

・季節に合わせた適切な室温や湿度を保ち、換気を行う。加湿器使用時には、水を毎日交換する。また、エアコンも定期的に清掃する。

　　【保育室環境のめやす】

　　　室温：夏 26～28℃, 冬 20～23℃、湿度：60%

○**手洗い**[★]

・食事の前、調乳前、配膳前、トイレの後、おむつ交換後、嘔吐物処理後等には、石けんを用いて流水でしっかりと手洗いを行う。

・手を拭く際には、個人持参のタオルかペーパータオルを用い、タオルの共用は避ける。個人持参のタオルをタオル掛けに掛ける際には、タオル同士が密着しないように間隔を空ける。

・固形石けんは、1回ずつ個別に使用できる液体石けんと比較して、保管時に不潔になりやすいことに注意する。また、液体石けんの中身を詰め替える際は、残った石けんを使い切り、容器をよく洗い乾燥させてから、新しい石けん液を詰める。

○**おもちゃ**

・直接口に触れる乳児の遊具については、遊具を用いた都度、湯等で洗い流し、干す。

・午前・午後とで遊具の交換を行う。

・適宜、水（湯）洗いや水（湯）拭きを行う。

○**食事・おやつ**

・テーブルは、清潔な台布巾で水（湯）拭きをして、衛生的な配膳・下膳を心掛ける。

・スプーン、コップ等の食器は共用しない。

・食後には、テーブル、椅子、床等の食べこぼしを清掃する。

　　【参考】「保育所における食事の提供ガイドライン」（「保育所における食事の提供ガイドライン」について（平成24年3月30日付け雇児保発 0330 第1号厚生労働省雇用均等・児童家庭局保育課長通知別添））

★**手洗い**

　本ガイドラインの感染症対策の項目に、「正しい手洗いの方法」が示されています。内容は、以下のとおりです。

（30秒以上、流水で行う）

①液体石けんを泡立て、手のひらをよくこすります。

②手の甲を伸ばすようにこすります。

③指先とつめの間を念入りにこすります。

④両指を組み、指の間を洗います。

⑤親指を反対の手でにぎり、ねじり洗いをします。

⑥手首を洗い、よくすすぎ、その後よく乾燥させます。

http://www.mhlw.go.jp/bunya/kodomo/pdf/shokujiguide.pdf

「大量調理施設衛生管理マニュアル」（「大規模食中毒対策等について」（平成 9 年 3 月24日付け衛食第65号厚生省生活衛生局長通知別添））

http://www.mhlw.go.jp/file/06-Seisaku-jouhou-11130500-　Shokuhinanzen-bu/0000168026.pdf

○調乳★・冷凍母乳

・調乳室は清潔に保ち、調乳時には清潔なエプロン等を着用する。

・哺乳瓶、乳首等の調乳器具は、適切な消毒を行い、衛生的に保管する。

・ミルク（乳児用調製粉乳）は、使用開始日を記入し、衛生的に保管する。

・乳児用調製粉乳は、サルモネラ属菌等による食中毒対策として、70℃以上のお湯で調乳する。また、調乳後 2 時間以内に使用しなかったミルクは廃棄する。

・下記ガイドラインを参考に調乳マニュアルを作成し、実行する。

　【参考】「児童福祉施設における食事の提供ガイド」（平成22 年 3 月 厚生労働省）

　　http://www.mhlw.go.jp/shingi/2010/03/dl/s0331-10a-015.pdf

・冷凍母乳等を取り扱う場合には、手洗いや備品の消毒を行うなど、衛生管理を十分徹底する。母乳を介して感染する感染症もあるため、保管容器には名前を明記して、他の子どもに誤って飲ませることがないように十分注意する。

○歯ブラシ

・歯ブラシは個人専用とし、他の子どものものを誤って使用させたり、保管時に他の子どものものと接触させたりしないようにする。

・使用後は、個別に水で十分にすすぎ、ブラシを上にして清潔な場所で乾燥させ、個別に保管する。

○寝具

・衛生的な寝具を使用する。

・個別の寝具にはふとんカバーをかけて使用する。

・ふとんカバーは定期的に洗濯する。

・定期的にふとんを乾燥させる。

・尿、糞便、嘔吐物等で汚れた場合には、消毒（熱消毒等）を行う。

○おむつ交換

・糞便処理の手順を職員間で徹底する。

・おむつ交換は、手洗い場があり食事をする場所等と交差しない一定の場所で実施する。

・おむつの排便処理の際には、使い捨て手袋を着用する。

・下痢便時には、周囲への汚染を避けるため、使い捨てのおむつ交換シート等を敷いて、おむつ交換をする。

・おむつ交換後、特に便処理後は、石けんを用いて流水でしっかりと手洗いを行う。

・交換後のおむつは、ビニール袋に密閉した後に蓋つき容器等に保管する。

・交換後のおむつの保管場所について消毒を行う。

○トイレ

・日々の清掃及び消毒で清潔に保つ。（便器、汚物槽、ドア、ドアノブ、蛇口や水まわり、床、窓、棚、トイレ用サンダル等）

・ドアノブ、手すり、照明のスイッチ（押しボタン）等は、水拭きした後、消毒用エタノール、塩素系消毒薬等による消毒を行うと良い。ただし、ノロウイルス感染症が流行している場合には塩素系消毒薬を使用するなど、流行している感染症に応じた消毒及び清掃を行う必要がある。

○砂場

・砂場は猫の糞便等が由来の寄生虫、大腸菌等で汚染されていることがあるので、衛生管理が重要である。

・砂場で遊んだ後は、石けんを用いて流水でしっかりと手洗いを行う。

・砂場に猫等ができるだけ入らないような構造とする。また、夜間はシートで覆うなどの対策を考慮する。

・動物の糞便、尿等がある場合は、速やかに除去する。

・砂場を定期的に掘り起こして、砂全体を日光により消毒する。

○園庭

・各保育所が作成する安全点検表の活用等による、安全・衛生管理を徹底する。

・動物の糞、尿等は速やかに除去する。

・樹木や雑草は適切に管理し、害虫、水溜り等の駆除や消毒を行う。

・水溜まりを作らないよう、屋外におもちゃやじょうろを放置せず、使用後は片付ける。

・小動物の飼育施設は清潔に管理し、飼育後の手洗いを徹底する。

○プール

・「遊泳用プールの衛生基準」（平成19年 5 月28日付け健発第0528003 号厚生労働省健康局長通知別添）に従い、遊離残留塩素$\star$濃度が 0.4 mg/L から 1.0 mg/L に保たれるよう毎時間水質検査を行い、濃度が低下している場合は消毒剤を追加するなど、適切に消毒する。

・低年齢児が利用することの多い簡易ミニプール（ビニールプール等）についても塩素消毒が必要である。

・排泄が自立していない乳幼児には、個別のタライ等を用いてプール遊びを行い、他者と水を共有しないよう配慮をする。

・プール遊びの前後には、シャワーを用いて、汗等の汚れを落とす。プール遊びの前に流水を用いたお尻洗いも行う。

★遊離残留塩素

水道水などに消毒のために用いられる強い酸化力をもつ塩素（有効塩素）です。

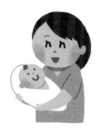

（出典）厚生労働省「保育所における感染症対策ガイドライン（2018年改訂版）」

Column

プールの衛生管理・安全管理

　新型コロナウイルス感染症が流行したために、家の中で遊ぶことが増えました。流行前には市民プールなどは人が多くて泳ぐ場所もないということもよくありました。しかし、流行後は、人数制限をして密を防いでプールを楽しむところも見られるようになりました。

　公共のプールは、不特定多数の使用があるので、水に塩素を入れて消毒をしています。家庭でのプール遊びには必要ありませんが、園などで使用するプール（50m³以下の小規模プール）には衛生管理が必要で、条例等で努力義務があります。

　また、小規模プールだからといって、遊んでいる園児たちから目を離さないようにしましょう。プールで水遊びをしていても、日射病などが起こる可能性があります。

12 保育環境の安全管理

子どもの死亡率を減らすためには、乳幼児の死因の上位に挙げられている「不慮の事故」を防止することが重要です（第1編第5章1、本章1参照）。交通事故、転落・転倒、窒息、溺水、やけどなどによる死亡を防止するため、身近な安全管理の実施が必要です。

1. 家庭での安全管理

（1）安全管理の主な対策

本章1で述べたとおり、家庭での不慮の事故の多くは、周囲の大人が注意することで未然に防ぐこともできます。厚生労働省の「令和元年人口動態統計」によれば、不慮の事故による子どもの死亡数は、**図表1-40**のとおりです。0歳児では不慮の窒息、1〜4歳児では交通事故、5〜9歳児では不慮の溺死・溺水が第1位となっています。

図表1-40 不慮の事故による死因別に見た年齢別死亡数

	0歳	1〜4歳	5〜9歳
総数	78	72	56
交通事故	8	27	21
転倒・転落・墜落	1	3	2
生物によらない機械的な力への曝露	-	1	-
生物による機械的な力への曝露	-	-	-
不慮の溺死及び溺水	3	14	23
その他の不慮の窒息	61	23	6
電流、放射線並びに極端な気温及び気圧への曝露	-	-	-
煙、火及び火炎への曝露	-	-	1
熱及び高温物質との接触	-	-	-
有毒動植物との接触	-	-	-
自然の力への曝露	1	2	2
有害物質による不慮の中毒及び有害物質への曝露	1	1	1
無理ながんばり、旅行及び欠乏状態	-	-	-
その他及び詳細不明の要因への不慮の曝露	3	1	-

（出典）厚生労働省「令和元年人口動態統計」より抜粋

交通事故の防止については、本章1で述べたとおりです。以下、転落・転倒、窒息（誤嚥）、溺水、やけどの防止について説明します。

①転落・転倒の防止

家庭での転落の原因の主なものは、階段、ベビーベッド、ソファー、ベビーチェア、ベビーカー、自転車からの転落です。転落の防止には、具体的には、次のような対策を行います。

> ・柵を外したままのベビーベッドやソファーに寝かせない。
> ・ベビーベッドの柵は、必ず閉めて使用する。
> ・ベビーカーやベビーチェアのベルトは、必ず締める。
> ・子どもを自転車に乗せたまま放置しない。
> ・ベランダからの転落を防ぐため、窓はこまめに閉める。

また、転倒の防止には、家の中の段差をなくしておくことや、電化製品のコードなどつまずく原因になるものを整理しておくことが重要です。なお、大きめの衣類は裾を踏んで転倒する原因にもなるため、着用させたときには注意が必要です。

さらに、転倒したときにけがをしないように、テーブルや家具の角にはコーナーカバー★を付けることも重要です。

②窒息（誤嚥）の防止

窒息の防止には、まず、子どもが口に入れそうなものを身近に置かないことです。具体的には、次のような対策を行います。

> ・トイレットペーパーの芯（39mm）を通過する大きさの物は、飲み込む危険があるため、子どもの手に届くところに置かない。
> ・タオル、ハンカチ、衣類は、顔を覆って鼻や口をふさぐ危険があるため、子どもの近くに置かない。
> ・誤嚥しやすい食べ物（豆、ピーナッツなど）、弾力性のある食べ物（こんにゃくゼリーなど）を食べさせない。
> ・やわらかく調理し、ひと口で食べられる大きさにして、よく噛んでゆっくり食べさせる。

③溺水の防止

家庭での溺死の原因の主なものは、浴槽への転落事故です。溺水の防止には、なるべく、浴槽に水をためた状態で放置しないことです。また、知らない間に子どもが浴室に入れないようにするなどで対策を行います。

★コーナーカバー

家具やテーブルの角に頭をぶつけたときの衝撃をやわらげ、負傷を防止します。

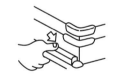

④やけどの防止

　やけどの防止には、まず、やけどの原因になりそうなものを身近に置かないことです。熱湯、使用中・使用直後のアイロンなどに注意が必要です。また、コンセントの差込口に触って感電することもあるため、コンセントカバー★を付けるなどで対策を行います。

★**コンセントカバー**

　使用していないコンセントの差込口にさし込み、感電事故を防止します。

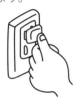

（2）家庭と各機関との連携

　家庭では、健康および安全管理の実施体制として、保育所・小学校などの施設、嘱託医のほか、児童相談所、保健センターなどとの連携が非常に重要です。日頃から情報交換などを行い、連携が円滑になるように心がけておくことが大切です。

図表1-41　家庭の安全管理体制の例

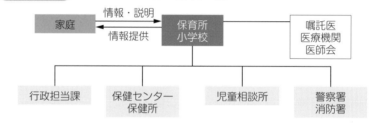

2　保育所など施設での安全管理

（1）安全管理の主な対策

　厚生労働省の「平成29年度保育所保育指針」には、保育所など施設での安全管理について、事故防止と安全対策が示されています（**図表1-42**）。

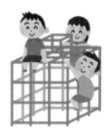

図表1-42　事故防止と安全対策

> **3　環境及び衛生管理並びに安全管理**
>
> **(2)　事故防止及び安全対策**
>
> 　ア　保育中の事故防止のために、子どもの心身の状態等を踏まえつつ、施設内外の安全点検に努め、安全対策のために全職員の共通理解や体制づくりを図るとともに、家庭や地域の関係機関の協力の下に安全指導を行うこと。
>
> 　イ　事故防止の取組を行う際には、特に、睡眠中、プール活動・水遊び中、食事中等の場面では重大事故が発生しやすいことを踏まえ、子どもの主体的な活動を大切にしつつ、施設内外の環境の配慮や指導の工夫を行うなど、必要な対策を講じること。
>
> 　ウ　保育中の事故の発生に備え、施設内外の危険箇所の点検や訓練を実施するとともに、外部からの不審者等の侵入防止のための措置や訓練など不測の事態に備えて必要な対応を行うこと。また、子どもの精神保健面における対応に留意すること。
>
> 　　　（「平成29年度保育所保育指針」第3章　健康及び安全）

（2）保育所などの施設と各機関との連携

　保育所などの施設では、健康および安全管理の実施体制として、保育士、保健師、看護師、栄養士・調理師の連携のほか、施設と嘱託医の連携が非常に重要です。施設の職員は、子どもの変化にいち早く気づき、報告、連絡、相談をすることが大切です。

図表1-43　施設の安全管理体制の例

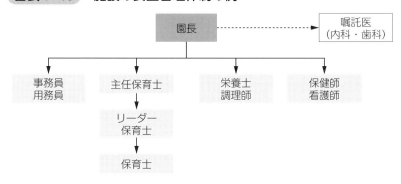

13 子どもの健康診査・健康診断

　正常な発育を確認するためには、定期的な検査を受けることが重要です。各検査によって確認されるさまざまな事項を知っておくことも、子どもの健康への理解を深めるうえで重要です。本節では、乳幼児での健康診査と、学童期の健康診断について説明します。

1. 子どもの健康診査

　出生後に定期的に行う健康診査は、子どもが順調に成長しているかを確認したり、病気などの疑いを早期に発見したりするために重要なものです。日本では、乳幼児健康診断は身近なものといえ、受診率は90%以上になっています。

　乳幼児健康診査は、母子保健法（第12章）により、市区町村などの地方自治体に実施義務が規定されています。時期は、満1歳6か月を超え満2歳に達しない幼児（1歳6か月児健診）と、満3歳を超え満4歳に達しない幼児（3歳児健診）の2つです。そのほかに実施する時期・内容は、地方自治体の任意とされています。成長の時期ごとの健康診査は、以下のとおりです。

（1）1か月児健診

【実施機関】

　　生まれた病院が一般的

【検査の内容】

・体重測定…体重の増加が順調であるかを確認

・皮膚の色…黄疸がないかを確認

・その他…モロー反射（本章8参照）があるかを確認

【保護者への問診の内容】

・裸にすると手足をよく動かしますか

・お乳をよく飲みますか

・大きな音に、びくっと手足を伸ばしたり、泣き出したりすることはありますか

・お臍は乾いていますか

・便の色は何色ですか

（2）3～4か月児健診

【実施機関】

　自治体により異なる

【検査の内容】

・体位測定により、体重、身長、頭囲、胸囲などの増加が順調であるかを確認

・皮膚の色により、黄疸がないかを確認

・引き起こし反応（子どもを仰向けに寝かせ、手を持ってゆっくり引き上げたとき、頭の動きがついてくる反応）により首の座りを確認、心雑音、呼吸音、陰囊水腫・停留睾丸・股関節脱臼の有無などを観察

【保護者への問診の内容】

・首が座りましたか

・あやすとよく笑いますか

・目つきや目の動きがおかしいのではないかと気になりますか

・見えない方向から声をかけてみると、そちらのほうへ顔を向けますか

・外気浴や日光浴をしていますか

・果汁やスープを飲ませていますか

（3）6～7か月児健診

【実施機関】

自治体により異なる

【検査の内容】

・寝返り、お座りができているかを確認

・周囲への関心も高まる時期であるため、反応を確認

【保護者への問診の内容】

・寝返りをしますか

・お座りをしますか（7か月検診のみ）

・からだのそばにある玩具に手を伸ばしますか、つかみますか

・家族と一緒にいるとき、話し掛けるような声を出しますか

・テレビやラジオの音がしはじめると、すぐそちらを見ますか

・離乳食を喜んで食べていますか

・瞳が白く見えたり、黄緑色に光って見えたりすることがありますか

（4）9〜10か月児健診

【実施機関】

自治体により異なる

【検査の内容】

・パラシュート反射（本章8参照）があるかを確認

・はいはいやつかまり立ちができるかどうか、運動機能を確認

【保護者への問診の内容】

・はいはいをしますか

・つかまり立ちができますか

・指で、小さな物をつかみますか

・機嫌よくひとり遊びができますか

・離乳は順調に進んでいますか

・そっと近づいてささやき声で呼び掛けると、振り向きますか

・歯について、生え方、形、色など、気になることがありますか

（5）1歳児健診

【実施機関】

自治体により異なる

【検査の内容】

・ひとり立ち、伝い歩きができるかどうか、運動機能を確認

・簡単な言葉を1語話す時期であるため、発語を確認

【保護者への問診の内容】

・伝い歩きをしますか

・「ばいばい」「こんにちは」などの身振りをしますか

・テレビなどの音楽に合わせてからだを楽しそうに動かしますか

・大人の言う簡単な言葉がわかりますか

・食事を3回、喜んで食べていますか

（6）1歳6か月児健診

【実施機関】

　地方自治体や保健所、保健センターなど（集団健診）

【検査の内容】

　身体測定、内科診察、歯科診察、カリオスタット検査（虫歯予測試験）、保健相談、発達相談、栄養相談、歯科相談、歯科保健指導

歩行、言葉の獲得や歯の確認など健康を確認するだけでなく、遊び方などの育児支援も行われることがあります。

【保護者への問診の内容】

・ひとりで上手に歩きますか

・ママ、ブーブーなど意味のある言葉をいくつか話しますか

・自分でコップを持って飲めますか

・哺乳瓶を使っていますか

・極端にまぶしがったり、目の動きがおかしいのではないかと気に
　なりますか

・後ろから名前を呼んだとき、振り向きますか

・どんな遊びが好きですか

（7）3歳児健診

【実施機関】

地方自治体や保健所、保健センターなど（集団健診）

【検査の内容】

・視聴覚機能・尿検査・歯科検査により、育ちや健康の確認

・発話が上手になり、友だちとも遊べる時期であるため、運動機能、
　言語機能、社会性を確認

> 1歳6か月児健診と同じ内容に、視力や聴力のアンケート検査、
> 尿検査が加わります。

【保護者への問診の内容】

・手を使わずに階段を上れますか

・クレヨンなどで丸を描けますか

・衣服の着脱を自分でしたがりますか

・自分の名前が言えますか

・歯磨きや手洗いをしていますか

・よく噛んで食べる習慣はありますか

・斜視はありますか

・物を見るとき目を細めたり、極端に近づけたりしますか

・耳の聞こえが悪いのではないかと気になりますか

2　子どもの健康診断

　保健活動の計画および評価として、最も大切なものは健康診断です。子どもの健康診断には、乳幼児健康診査（上記 1 参照）と定期健康診断の2つがあります。いずれも、学校保健安全法および母

子保健法に、実施義務が規定されています。

　学校保健安全法は、児童生徒等の健康診断として、毎学年、定期または必要時および臨時に、児童・生徒の健康診断を行わなければならないと定めています。また、保育所などの保育施設も、同法に準じて、定期または必要時および臨時に、園児に健康診断を行うこととなっています。具体的な検査項目は、**図表1-44**のとおりです（学校保健安全法施行規則）。

　なお、保育所などの施設も、定期健康診断については、その結果を記録し、指摘された異常などを家庭に通知し、保育の参考としたり、治療を始めたりといった措置を勧めます。

> 職員も、身長、体重、視力、色覚、聴力、結核、血圧（35歳以上）、尿検査、胃の検査などの健康診断を行うことが定められています。

図表1-44　子どもの健康診断の内容

（検査の項目）
①身長および体重
②栄養状態
③脊柱および胸郭の疾病および異常の有無
④視力および聴力
⑤眼の疾病および異常の有無
⑥耳鼻咽頭疾患および皮膚および疾患の有無
⑦歯および口腔の疾病異常の有無
⑧結核の有無（幼稚園では検査しない）
⑨心臓の疾患および異常の有無（心電図を除く）
⑩尿（糖の検査を除く）
⑪その他の疾病および異常の有無
⑫以上のほか、胸囲及び肺活量、背筋力、握力等の機能

（臨時の健康診断）
①感染病または食中毒の発生したとき
②風水害等により感染病の発生のおそれのあるとき
③夏季における休業日の直前または直後
④結核、寄生虫病その他の疾病の有無について検査を行う必要のあるとき
⑤卒業（幼稚園修了）のとき

また、学校保健安全法施行規則は、毎年定期に行う健康診断に対しては、健康診断票を作成し、健康診断の結果を21日以内に園児および保護者に通知し、**図表1-45**のような措置をとらなければならないと定めています。

図表1-45 事後措置

①疾病の予防処置を行うこと
②必要な医療を受けるように指示すること
③必要な検査、予防接種等を受けるように指示すること
④療養のため必要な期間学校において学習しないよう指導すること（幼稚園に登園させないように指導すること）
⑤特別支援学級への編入について指導および助言を行うこと
⑥学習または運動・作業の軽減、停止、変更等を行うこと
⑦修学旅行、対外運動競技等への参加を制限すること（遠足などへの参加を制限すること）
⑧机または腰掛の調整、座席の変更および学級の編成の適正を図ること
⑨その他発育、健康状態等に応じて適当な保健指導を行うこと

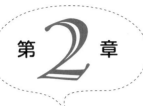

第2章

子どもの
食と栄養

　子どもの食と栄養は、生活の基本であり、食生活の乱れが病気を引き起こすこともあります。つまり、不適切な食と栄養状態は、子どものからだに障害を引き起こす原因ともなるのです。

　本章では、乳幼児期の食と栄養とその重要性について説明します。

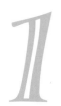

II 乳児期の食と栄養

ライフステージの初期は、胎内での栄養状態や、母乳からの各種栄養素の摂取も含めた乳児期の栄養状態、成長期の栄養状態について、特段の配慮をする必要があります。

1 乳児の栄養

生後０日〜５か月の乳児の栄養は、100％が乳汁です。乳汁栄養のうち母乳栄養は、母親の乳腺から分泌されるもので、**図表２-1**のとおり、分泌される時期により分類されています。

図表２-1 乳児期の初期の食事の変化

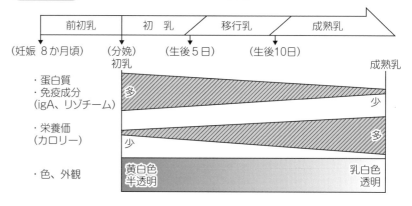

授乳期の栄養方法は、10年前に比べ、母乳栄養の割合が増加しています。出産後５日前後までに分泌される初乳には、IgAなどの免疫をつかさどる物質が多く含まれています。人工栄養は、牛乳などを加工して母乳に近い栄養素をもたせたもので、ビタミンKに関しては母乳より多く含まれています。

授乳期の栄養方法は、10年前に比べ、母乳栄養の割合が増加しています。厚生労働省の「平成27年乳幼児身体発育調査報告書」では、母乳栄養の割合は生後１か月では51.3％、生後３か月では54.7％です。人工栄養との混合栄養も含めると、母乳を与えている割合は、生後１か月で96.5％、生後３か月で89.8％となっています。

2 母乳栄養と人工栄養の違い

次の場合は、乳幼児に悪影響を及ぼす危険があるため、母乳栄養

を中止します。

> ・母親が母子感染（第1編第3章1参照）を起こす可能性がある伝染病にかかっている場合（結核、成人T細胞白血病（ATL）、後天性免疫不全症候群（AIDS）など）
> ・母親が母乳に移行する薬を内服している場合
> ・乳腺炎にかかっている場合
> ・母体に重篤な疾患がある場合（糖尿病、心不全など）

　母乳栄養、人工栄養ともに、**図表2-2**のような利点と欠点があります。

図表2-2　　母乳栄養と人工栄養の比較

①利点の比較

母乳栄養	人工栄養
・アレルギーを起こしにくい ・消化吸収がよい ・栄養素が効率よくとれる ・免疫活性物質が多く含まれている ・経済的負担がない ・器具が不要で、いつでも適温で与えられる ・子どもと接することで母子の絆が強まる ・母親の子宮収縮を促す	・母親が不在時でも与えられる ・授乳量が正確に把握できる ・量・内容が安定していて、清潔を保てる ・ビタミンや微量元素^(※)が含まれている （※）人間が生きていくために不可欠な元素のうち、体内に保持されている量が比較的少ない元素のこと。亜鉛、銅、ヨウ素、マンガンなどがある。

②欠点の比較

母乳栄養	人工栄養
・母乳性黄疸（本章9参照）になりやすい ・ビタミンK欠乏性を起こしやすい ・鉄欠乏性貧血になりやすい ・授乳量が正確に把握できない ・母親の体調変化で分泌量が変わる ・母乳を介してウイルス感染を起こす可能性がある	・アレルギーを起こす可能性がある ・器具が必要で、用意する必要がある（携帯性が悪い） ・与える回数が増え、過剰摂取になりやすい

　また、母乳栄養と人工栄養では、排泄の際に次ページの**図表2-3**のような違いが見られます。

図表2-3　排泄時に見られる違い

大便の様子	母乳栄養	人工栄養
外観	卵黄色、軟膏様	淡黄色、硬く有形
臭気	刺激のある酸性臭	不快な便臭
反応	酸性	多くはアルカリ性
回数	多い	少ない
腸内菌叢★	ビフィズス菌	大腸菌

★腸内菌叢

　腸の中にいる細菌で、ビフィズス菌、大腸菌のほか多くの種類があります。栄養摂取に役立つ細菌もあれば、感染症を引き起こす細菌もあります。

　なお、母乳栄養による育児については、次のような調査結果があります（厚生労働省「乳幼児栄養調査結果の概要」より）。

　妊娠中に、「ぜひ母乳で育てたいと思った」と回答した人の割合は43.0％、「母乳が出れば母乳で育てたいと思った」と回答した人の割合は50.4％であり、合計すると90％以上が母乳で育てたいと思っていたことになります。また、授乳期の栄養方法を、母乳育児に関する妊娠中の考え方別に見ると、「ぜひ母乳で育てたいと思った」と回答した人では、母乳栄養の割合が最も高く67.6％、「母乳が出れば母乳で育てたいと思った」と回答した人では、混合栄養の割合が最も高く55.6％となっています。

Column

液体ミルクの特徴

　乳児用液体ミルクは、液状の人工乳を容器に密封したもので、常温で長期間の保存が可能な製品です。紙パックは6か月、缶入りは12か月保存できます。栄養は人工栄養と同じで、作る手間が省け負担が減少し、保存がきくなど、正しく使用すれば安全です。

　常温保存の液体ミルクは、加温は不要でそのままで飲めます。滅菌済みで衛生的ですが、使い切りで飲み残しは必ず廃棄してください（もったいないなどと思わないようにしてください）。

2 離乳期の食と栄養

　乳児期の後期は、大人の食生活への移行期として、離乳食を摂取する期間です。離乳期に以降する時期や食のとり入れ方が、その後の子どもの食事習慣を確立する準備として非常に大切といえます。本節では、離乳期の食と栄養について説明します。

1. 乳汁から離乳食への移行

　乳児期の食事は、乳汁から固形食（離乳食）へと変化します。次ページの**図表2-4**のとおり、出生5〜6か月後から移行を始め、12〜18か月後に完了するのが一般的です。

2. 離乳食の目的

　離乳の目的には、次のようなものがあります。

> ・咀嚼（そしゃく）能力の獲得
> ・乳汁のみでは不足する栄養素（蛋白質、鉄分など）の補給
> ・食事習慣の確立への準備
> ・多様な味覚を経験することによる精神発達の刺激

　詳しい離乳食の進め方については、厚生労働省の「授乳・離乳の支援ガイド★（2019年改訂版）」が参考になります。

★「授乳・離乳の支援ガイド」

　2007年に、厚生労働省が、学識経験者等で構成される授乳・離乳の支援ガイド策定に関する研究会とともに作成した支援ガイドです。当時の策定のねらいとして、「乳汁や離乳食といった『もの』にのみ目が向けられるのではなく、一人ひとりの子どもの発達が尊重される支援を基本とすること」などが挙げられています。

図表2-4 離乳食の進め方の目安

離乳の開始 ⟶ 離乳の完了

以下に対する事項はあくまで目安であり、子どもの食欲や成長・発達の状況に応じて調整する。

	離乳初期 生後5〜 6か月頃	離乳中期 生後7〜 8か月頃	離乳後期 生後9〜 11か月頃	離乳完了期 生後12〜 18か月頃
食べ方の目安	○子どもの様子をみながら、1日1回1さじずつ始める。 ○母乳や育児用ミルクは飲みたいだけ与える。	○1日2回食で食事のリズムをつけていく。 ○いろいろな味や舌ざわりを楽しめるように食品の種類を増やしていく。	○食事リズムを大切に、1日3回食に進めていく。 ○共食を通じて食の楽しい体験を積み重ねる。	○1日3回の食事リズムを大切に、生活リズムを整える。 ○手づかみ食べにより、自分で食べる楽しみを増やす。
調理形態	なめらかにすりつぶした状態	舌でつぶせる固さ	歯茎でつぶせる固さ	歯茎で噛める固さ

1回当たりの目安量		離乳初期	離乳中期	離乳後期	離乳完了期
	Ⅰ 穀類(g)	つぶしがゆから始める。 すりつぶした野菜等も試してみる。 慣れてきたら、つぶした豆腐・白身魚・卵黄等を試してみる。	全がゆ 50〜80	全がゆ 90 〜軟飯 80	軟飯 90〜 ご飯 80
	Ⅱ 野菜・果物(g)		20〜30	30〜40	40〜50
	Ⅲ 魚(g) または肉(g) または豆腐(g) または卵(個) または乳製品(g)		10〜15 10〜15 30〜40 卵黄1〜 全卵1/3 50〜70	15 15 45 全卵 1/2 80	15〜20 15〜20 50〜55 全卵1/2 〜2/3 100

歯の萌出の目安		乳歯が生え始める	1歳前後で前歯が8本生えそろう。 離乳完了期の後半頃に奥歯(第一乳臼歯)が生え始める。

節食機能の目安	口を閉じて取り込みや飲み込みが出来るようになる。	舌と上あごで潰していくことが出来るようになる。	歯ぐきで潰すことが出来るようになる。	歯を使うようになる。

※衛生面に十分に配慮して食べやすく調理したものを与える
(出典)厚生労働省「授乳・離乳の支援ガイド（2019年改訂版）」

3 幼児期の食と栄養

幼児期は、乳児期に比べ運動量が多くなり、身長の伸びも進む時期です。このため、食事による栄養摂取が非常に重要です。また、食を通じて、正しい食生活を身につけさせることも大切なことです。本節では、幼児期の栄養と食生活の注意を解説します。

1 間食を取り入れる

幼児は、1回の食事量が少ないため、3度の食事だけでは1日に必要なすべての栄養素やエネルギーを摂取することが難しくなっています。このため、間食が重要になります。間食では、果物、野菜、乳製品、大豆食品などを選び、3度の食事で不足しがちな栄養素（ミネラル、ビタミン）、エネルギー、水分を補充します。

また、子どもにとっては、間食を通じて食べる楽しみを知ることにもなります。

2 偏食に注意する

幼児には、自己主張が強くなる時期（反抗期）があり、食べ物の好き嫌いを主張することもあります。

子どもにとって、自己主張は正常な成長といえます。このため、無理に食べさせることがよいとはいえません。調理上の工夫をしたり、時期をあけて再び食べさせてみたりするなど工夫をして、なるべくバランスのとれた食事をさせる努力が必要です。

3 噛む習慣をつけさせる

食事を通じて、咀嚼能力を養い、顎の発達を促すことも重要です。

乳歯の生えそろう時期から、無理のない範囲で、さまざまな形態・食感の食べ物を経験させるようにします。

4 規則的な食事習慣をつけさせる

食事を通じて、食事のリズムをつくることも重要です。朝、昼、夕、間食と毎日同じ時間に食事をとるようにします。

食事のリズムを保つことにより、睡眠や活動のリズムも保つこと

ができ、疾病の予防にも役立ちます。

5　自分の力で食べさせる

　自分で食べることで、器用さが身についたり、自立心が養われたりします。サポートは最小限度にし、なるべく自分で食べさせるようにします。

6　食事のマナーを身につけさせる

　食事を通じて、挨拶のほか、箸やフォーク、スプーンの使い方などを身につけさせます。最近では、練習用の箸もあります。

　幼児期に正しい食事のマナーを身につけることが、その後の食生活だけでなく、社会生活を送るうえで重要になります。食器の使い方など、最初は失敗が多いですが、あせらずに温かくサポートします。

7　楽しく食べる

　食事のマナーを教えるのに一生懸命になってしまい、きつく注意してしまうこともあるかもしれません。しかし、子どもの成長とともに、順を踏んでしつけていきましょう。

　決してあせらずに楽しく食事をすることで、子どものすべての成長に対していい効果が得られるはずです。

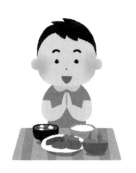

第 **1** 章

検定３級試験問題

　本章では、実際の検定３級の試験問題を載せています。
　本書の理解度の確認と検定試験の準備のため、問題に取り組んでください。

1 3級範囲の試験問題

次の各設問について、選択肢1〜4から適切なものを1つ選びなさい。

第1章　日常の観察と子どもの体温変化

問1 病気のサインを見つけるための観察で重要ではないものはどれか。
1．体温
2．歯並び
3．顔色
4．食事の様子

問2 1日のうちで体温が一番高いのはいつか。
1．深夜
2．朝方
3．昼間
4．就寝前

問3 身体の体温測定時に数値が一番低いのはどこか。
1．鼓膜
2．口腔
3．直腸
4．腋窩

第1章　子どもの症状を見るポイント①

問1 乳児の泣き方で病気の可能性があるものはどれか。
1．足を腹のほうに縮めるようにして泣く。
2．泣き声が大きいがすぐに泣きやむ。
3．抱くと泣きやむ。
4．おむつを替えると泣きやむ。

問2 乳幼児の顔色で病気の心配のないものはどれか。

1．顔の全体が蒼白である。

2．唇などが紫色である。

3．顔に黄疸が見られる。

4．泣いているときや排便しているときに赤色になる。

問3 皮膚に異常があるときの観察で重要ではないものはどれか。

1．変化がからだのどこに、どのように、いつから見られるか

2．熱やだるさが出ているか

3．周囲に同様の変化が見られる子どもはいるか

4．睡眠時間に変化があるか

第1章　子どもの症状を見るポイント②

問1 乳児の食欲の様子のうち病気の可能性があるものはどれか。

1．ミルクを飲むときと飲まないときがある。

2．体重が減少している。

3．機嫌はよいがミルクを飲まない。

4．体重が増加している。

問2 乳児に白色の便が認められたときに疑われる疾患はどれか。

1．腸重積症

2．肥厚性幽門狭窄症

3．胆道閉鎖症

4．鼠径ヘルニア

問3 病気のサインと疑われる疾患の組み合わせで誤っているものはどれか。

1．耳を気にする。　　　―――　中耳炎

2．反応が悪い。　　　　―――　難聴

3．便が赤色である。　　―――　腸重積症

4．顔色が紫色である。　―――　甲状腺機能障害

問4 幼児の尿について誤っているものはどれか。

1．1日の尿量は約1,500mℓ である。
2．1日の排尿回数は約7〜12回である。
3．大人よりも乏尿になりやすい。
4．大人よりも無尿になりやすい。

問5 子どもの様子の変化について誤っているものはどれか。

1．睡眠中にいびきをかく場合は、鼻や口腔内の疾患が疑われる。
2．激しい緊張や強い不安により、腹痛が起きることがある。
3．急に靴がきつくなった場合は、むくみがないかを調べる。
4．突然の発熱が平熱に戻ったあとに発疹が出た場合、伝染性紅斑が疑われる。

第2章　腹部・陰部の観察と疑われる疾患

問1 鼠径ヘルニアが疑われる場合に該当しないものはどれか。

1．泣いたり息んだりして腹に力が入ると、膨らみが目立つ。
2．皮膚の上から触ると、やわらかい瘤のようになっている。
3．下肢にむくみが認められる。
4．普段はあまり目立たず、痛みもない。

問2 陰部の観察で見つけることが難しい疾患はどれか。

1．陰嚢水腫
2．鼠径ヘルニア
3．停留睾丸
4．正中頸嚢胞

問3 臍ヘルニアについて誤っているものはどれか。

1．症状が出ても、多くは2歳までに治る。
2．絆創膏などで補強することで治せる。
3．普段はあまり目立たず、痛みもない。
4．泣いたり息んだりして腹に力が入ると、膨らみが目立つ。

問4 肛門周囲膿瘍について誤っているものはどれか。

1．肛門の周りが赤く腫れる。

2．肛門の周りから膿が出る。

3．症状が出ても、多くは2歳までに治る。

4．遺伝性疾患の一種である。

問5 先天性股関節脱臼が疑われる場合に該当しないものはどれか。

1．歩き方が不安定であり、バランスをとるために尻が突き出る。

2．あお向けに寝かせて膝を曲げると、左右の膝頭の高さが異なる。

3．おむつ替えの際に股関節を曲げると、痛みで激しく泣く。

4．両足をそろえると、左右の太腿のしわの数が異なる。

第2章　頭部・頸部の観察と疑われる疾患

問1 正中頸嚢胞について誤っているものはどれか。

1．頸部上方の正中部が腫れる。

2．甲状舌管の遺残が原因である。

3．唾などを飲んでも、痛みや異物感はない。

4．症状が出ても、多くは2歳までに治る。

問2 斜視について誤っているものはどれか。

1．斜視が疑われても、しばらく観察を続ける。

2．正面から見ると、一方の黒目は正面を向き、もう一方は別の方向を向く。

3．中枢神経の病気や眼筋異常、遠視や網膜障害と関連する。

4．片目だけ視力が極端に弱いために、バランスを崩す原因にもなる。

問3 斜頸について誤っているものはどれか。

1．いつも同じ方向を向く癖がある。

2．生後1週間頃から片方の首にしこりが見られる。

3．斜頸が疑われた場合は、手術が必要である。

4．胸鎖乳突筋の短縮が原因となる。

第3章　主な感染症と病原体

問1 乳幼児に多く見られるウイルス感染症に該当しないものはどれか。

1. 伝染性膿痂疹（とびひ）
2. 麻疹（はしか）
3. 流行性耳下腺炎（おたふく風邪）
4. 伝染性紅斑（リンゴ病）

問2 感染症の経過について誤っているものはどれか。

1. 感染から発症までの期間を潜伏期という。
2. 感染して発症することを顕性感染という。
3. 感染しても症状がない場合を不顕性感染という。
4. 症状がないまま感染が続くことを日和見感染という。

問3 次の感染症のうち潜伏期が一番短いものはどれか。

1. 風疹（三日ばしか）
2. 水痘（水疱瘡）
3. 伝染性膿痂疹（とびひ）
4. 流行性耳下腺炎（おたふく風邪）

問4 母親から子どもへの感染経路に該当しないものはどれか。

1. 経胎盤感染
2. 産道感染
3. 母乳感染
4. 日和見感染

問5 空気感染を起こす感染症に該当しないものはどれか。

1. 結核
2. 日本脳炎
3. 麻疹（はしか）
4. 水痘（水疱瘡）

第3章　感染症による登園・登校の禁止

問1 学校保健安全法第二種感染症に該当しないものはどれか。

1．ペスト
2．インフルエンザ
3．百日咳
4．髄膜炎菌性髄膜炎

問2 登園禁止について誤っているものはどれか。

1．登園禁止による場合は、欠席扱いにならない。
2．登園禁止となる禁止疾患は、学校保健安全法により規定されている。
3．症状経過後1週間以上は、登園禁止となる。
4．医師が感染のないことを認めたときを除き、出席停止の期間は登園禁止となる。

問3 登園・登校に対して医師の診断書・意見書の提出が必要のないものはどれか。

1．ノロウイルス感染症
2．インフルエンザ
3．流行性耳下腺炎
4．腸管出血性大腸菌感染症

問4 幼児のインフルエンザの登園禁止期間について正しいものはどれか。

1．発症した後5日を経過し、かつ、解熱した後3日を経過するまで
2．発症した後5日を経過し、かつ、解熱した後2日を経過するまで
3．発症した後5日を経過、または、解熱した後3日を経過するまで
4．発症した後5日を経過、または、解熱した後2日を経過するまで

第3章　子どもに多く見られる感染症の特徴

問1 麻疹の特徴について誤っているものはどれか。

1．発熱はしない。
2．頬の裏側の口腔粘膜にコプリック斑が現れる。
3．空気感染する。
4．肺炎や脳炎を起こすことがある。

問2 風疹の特徴について誤っているものはどれか。

1．首のリンパ節が腫れる。
2．咳が約100日続く。
3．3日程で解熱し発疹も消失することが多い。
4．飛沫感染する。

問3 流行性耳下腺炎の特徴について誤っているものはどれか。

1．おたふく風邪とも呼ばれる。
2．成人期に感染する人もいる。
3．全身にかゆみを伴う発疹が出現する。
4．睾丸炎を起こしても不妊になることは少ない。

問4 水痘の特徴について誤っているものはどれか。

1．感染力が弱い。
2．水疱瘡とも呼ばれる。
3．空気感染する。
4．からだの広い範囲に赤い発疹や水疱が現れる。

問5 百日咳の特徴について誤っているものはどれか。

1．咳や鼻水など風邪と同じ症状が見られる。
2．咳が約100日続く。
3．肺炎を起こすこともある。
4．日中に激しい咳が見られる。

問6 突発性発疹の特徴について誤っているものはどれか。

1．高熱が出る。

2．10歳以上に多く見られる。

3．ウイルスが原因となる。

4．発症しても比較的元気である。

問7 ヘルパンギーナの特徴について誤っているものはどれか。

1．夏風邪の一種である。

2．喉に水疱が現れる。

3．5歳以下に多く見られる。

4．空気感染する。

問8 咽頭結膜熱の特徴について誤っているものはどれか。

1．細菌感染症である。

2．プール熱とも呼ばれる。

3．咽頭炎を起こす。

4．結膜炎を起こす。

問9 手足口病の特徴について誤っているものはどれか。

1．手足に水疱が現れる。

2．口内炎を起こす。

3．症状が1か月以上続く。

4．乳幼児期に多く見られる。

問10 伝染性紅斑の特徴について誤っているものはどれか。

1．リンゴ病とも呼ばれる。

2．40℃以上の高熱が続く。

3．頬が赤くなる。

4．発疹の出る前が感染を起こしやすい。

問11 伝染性膿痂疹の特徴について誤っているものはどれか。

1．夏に多く見られる。
2．とびひとも呼ばれる。
3．空気感染する。
4．かゆみのある水疱が現れる。

問12 溶連菌感染症（溶結性連鎖球菌感染症）の特徴について誤っているものはどれか。

1．高熱が出る。
2．細菌感染する。
3．おたふく風邪とも呼ばれる。
4．治療には抗生物質が使用される。

問13 インフルエンザの特徴について誤っているものはどれか。

1．感染力が強い。
2．飛沫感染する。
3．高熱が出る。
4．細菌感染症である。

第3章　感染症に対する予防接種

問1 予防接種について誤っているものはどれか。

1．定期予防接種と任意予防接種がある。
2．定期予防接種を受けない場合は罰則がある。
3．予防接種の内容は予防接種法で定められている。
4．任意予防接種は本人（保護者）の選択により受ける。

問2 定期予防接種の対象疾患に該当しないものはどれか。

1．ジフテリア
2．肺炎球菌
3．インフルエンザウイルス
4．日本脳炎

問3 定期予防接種の対象疾患に該当しないものはどれか。

1．流行性耳下腺炎

2．百日咳

3．破傷風

4．インフルエンザ菌

問4 DPT三種混合ワクチンの対象疾患に該当しないものはどれか。

1．ジフテリア　　2．麻疹　　3．破傷風　　4．百日咳

問5 予防接種が生ワクチンではないものはどれか。

1．結核　　2．風疹　　3．麻疹　　4．ポリオ

問6 任意予防接種の対象疾患に該当しないものはどれか。

1．A型肝炎

2．インフルエンザ

3．インフルエンザ菌b型（ヒブ）

4．ロタウイルス

問7 予防接種について誤っているものはどれか。

1．感染症にかからないようにすれば、予防接種は受けなくてもよい。

2．法律等で定められた予防接種で副反応が起こった場合、国の救済制度が適用される。

3．接種直前に37.5℃以上の発熱があった場合は、接種を控える。

4．接種した当日も、入浴しても問題はない。

問8 予防接種について誤っているものはどれか。

1．卵アレルギーをもつ場合は、接種の際に注意が必要である。

2．定期予防接種を受けることは、努力義務とされる。

3．接種によるアレルギー反応は、接種後30分以内に起こることが多い。

4．すでに罹患したことがウイルス検査と抗体検査で確認されている疾患であっても、予防接種の必要がある。

第4章　発熱時の対応

問1 発熱時に至急、医療機関を受診すべきものはどれか。

1．発疹を伴わない発熱

2．尿の回数の減少を伴わない発熱

3．機嫌や顔色の変化を伴わない発熱

4．3か月未満児の38℃以上の発熱

問2 発熱時に登園禁止とならないものはどれか。

1．朝から37.5℃超の発熱があり、元気がないとき

2．咳や鼻水の症状があるが、症状が安定しているとき

3．24時間以内に38℃以上の熱が出たとき

4．1歳以下の場合で、平熱より1℃以上高いとき

問3 発熱時の対応について誤っているものはどれか。

1．脱水に注意し水分補給をこまめに行う。

2．過剰に温めて無理に汗をかかせない。

3．着替えをこまめに行う。

4．入浴を積極的に行う。

問4 発熱の状態と疑われる疾患の組み合わせで誤っているものはどれか。

1．高熱が2〜4日続き、解熱とともに体幹部の丘状紅斑が見られる。
　── 突発性発疹

2．発熱と倦怠感があり、体幹を中心に紅斑、水疱、膿疱、痂皮と変化する発疹が見られる。　── 水痘（水疱瘡）

3．突然の39℃以上の発熱があり、口蓋垂などにアフタが見られる。　── 咽頭結膜熱（プール熱）

4．鼻汁、鼻づまり、くしゃみ、喉の痛み、咳嗽、喀痰を伴う発熱が見られる。
　── 風邪症候群

問5 免疫グロブリンのうち胎盤を通過するものはどれか。

1．IgM　　2．IgG　　3．IgE　　4．IgA

問6 免疫グロブリンのうち母乳から受け取ることができるものはどれか。

1．IgM　　2．IgG　　3．IgE　　4．IgA

第4章　発疹時の対応

問1 発疹の状態と疑われる疾患の組み合わせで誤っているものはどれか。

1. 発熱と同時に発疹が見られる。 ── 風疹（三日ばしか）、溶連菌感染症（溶結性連鎖球菌感染症）
2. 微熱と両頬に紅斑が見られる。 ── 伝染性紅斑（リンゴ病）
3. 水疱状の発疹が見られる。 ── 水痘（水疱瘡）
4. 微熱が出た後に、手のひら、足の裏、口の中に水疱が見られる。 ── 麻疹（はしか）

問2 発疹時に登園禁止とならないものはどれか。

1. 時間とともに発疹が増えているとき
2. 発熱とともに発疹を認めるとき
3. 受診の結果、感染のおそれがないと診断されたとき
4. 口内炎があり、食事や水分がとれないとき

問3 発疹時の対応について誤っているものはどれか。

1. 掻かないように爪を切る。
2. 以前処方された薬があれば継続して使用する。
3. かゆい場所を冷たいタオルで軽く叩く。
4. 室温は低めに設定する。

第4章　嘔吐時・下痢時・腹痛時の対応

問1 嘔吐時に至急、医療機関を受診すべきものはどれか。

1. 嘔吐の間隔が24時間超のとき
2. 食欲があり水分摂取ができるとき
3. 発熱を伴わないとき
4. コーヒーのかす状のものを嘔吐したとき

問2 脱水症状について誤っているものはどれか。

1. 目が落ち窪む。
2. 唇や舌が乾く。
3. 尿量に変化がない。
4. 皮膚に張りがない。

問3 乳幼児の嘔吐について誤っているものはどれか。

1．ミルクを飲み過ぎたために嘔吐することもある。

2．空気を一緒に飲んだために嘔吐することもある。

3．咳き込んだために嘔吐する場合は病気の心配はない。

4．噴水状に嘔吐する場合は病気の心配はない。

問4 嘔吐の状態と疑われる疾患の組み合わせで誤っているものはどれか。

1．噴水状嘔吐 ―― 肥厚性幽門狭窄症

2．出血性嘔吐 ―― 先天性腸閉塞症

3．繰り返し嘔吐 ―― 周期性嘔吐症

4．下痢を伴う嘔吐 ―― ノロウイルス感染症

問5 下痢時に登園を控えるべき場合について誤っているものはどれか。

1．感染のおそれがある。

2．発熱がある。

3．24時間以内に1回以上の下痢がある。

4．食事や水分をとると下痢をする。

問6 乳幼児の下痢について誤っているものはどれか。

1．ミルクを飲み過ぎたために下痢をすることもある。

2．脱水に注意が必要である。

3．初めてのものは、夕食時に食べさせる。

4．下痢の性状を確認する。

問7 下痢便の色と疑われる疾患の組み合わせで誤っているものはどれか。

1．白色 ―― 先天性胆道閉鎖症

2．白色 ―― ロタウイルス腸炎

3．赤色 ―― 乳児嘔吐下痢症

4．赤色 ―― 腸重積症

問8 感染性胃腸炎の原因に該当しないものはどれか。

1．ロタウイルス

2．ノロウイルス

3．サルモネラウイルス

4．ムンプスウイルス

問9 腹痛について誤っているものはどれか。

1. 腹部に触ると硬い場合は病気のおそれがある。
2. 食欲がある場合は病気のおそれがある。
3. ヘルニアがあり戻らない場合は病気のおそれがある。
4. 急に泣き出し、泣きやんでもまた泣き出すことを繰り返す場合は病気のおそれがある。

問10 虫垂炎について誤っているものはどれか。

1. 初期は心窩部痛が見られることが多い。
2. 学童期以降にのみ見られる。
3. 腹痛、発熱、嘔吐を主な症状とする。
4. 治療には抗生剤投与や手術が行われる。

問11 次の腹痛の症状のうち最も緊急の処置が必要となるものはどれか。

1. 腹部を手で押して離すと痛みが強くなる。
2. 腹部の押す場所によっては痛みがないところもある。
3. 食事をとることができない。
4. 発熱を伴う。

第4章　咳嗽時・けいれん時の対応

問1 咳嗽時で登園を控えるべき場合について誤っているものはどれか。

1. 喘鳴や呼吸困難がある。
2. 呼吸が速い。
3. 下痢が見られる。
4. 水分がとれない。

問2 咳嗽時に至急、医療機関を受診すべきものはどれか。

1. 夜間しばしば咳のために起きるとき
2. 少し動いただけで咳が出るとき
3. 機嫌が悪く、元気がないとき
4. 発熱を伴い、息づかいがあらいとき

問3 咳嗽時の対応について誤っているものはどれか。

1．積極的に薬を使用して咳を止める。

2．咳で苦しいときは上体を高くして寝かせる。

3．抱いて安心させることで咳が楽になる。

4．熱がなければ入浴しても問題はない。

問4 咳嗽時の対応について誤っているものはどれか。

1．水分補給は、咳が落ち着いてから行う。

2．こまめに換気し、湿度を低めに設定する。

3．1週間以上咳が続くときは、病気に注意が必要である。

4．咳とともに嘔吐が見られても、病気の心配はない。

問5 けいれん時の対応について誤っているものはどれか。

1．発作時間を確認する。

2．衣類を緩めて、平らなところで顔を横に向けて寝かせる。

3．舌を噛み切らないように口の中にタオルを入れる。

4．発作が5分以上続くときは救急車を呼び医療機関を受診する。

問6 けいれんの症状と種類の組み合わせで誤っているものはどれか。

1．高熱が出る ―― 熱性けいれん

2．音刺激による ―― ミオクロニー発作

3．大声で泣く ―― 憤怒けいれん

4．過呼吸が見られる ―― 欠伸発作

第5章　緊急対応の基本と死因の知識

問1 令和元年の統計によると、0歳児の死亡原因のうち3位以内に該当しないものはどれか。

1．乳幼児突然死症候群

2．出血性障害

3．先天奇形

4．呼吸障害

問2 乳幼児突然死症候群の直接の原因に該当しないものはどれか。

1．保護者の習慣的飲酒

2．うつ伏せ寝

3．保護者の習慣的喫煙

4．人工栄養保育

問3 救急の連鎖に該当しないものはどれか。

1．心停止の予防

2．心停止の早期認識と迅速な対応

3．緊急手術

4．一次救急処置

第5章　乳幼児の誤飲・窒息への対応

問1 1歳児の誤飲事故で最も多いものはどれか。

1．薬剤等

2．たばこ

3．電池

4．玩具類

問2 誤飲に牛乳を飲ませてはならないものはどれか。

1．ろうそく

2．鉛筆

3．シャンプー

4．ナフタレン

問3 たばこの誤飲について誤っているものはどれか。

1．濡れたたばこの誤飲は危険な状態である。

2．たばこのニコチンが溶け出した水の誤飲は危険な状態である。

3．1cmのたばこの誤飲は危険な状態である。

4．誤飲後30分以内に嘔吐、腹痛、めまいが見られたら危険な状態である。

問4 乳児の異物除去について誤っているものはどれか。

1. 乳児の場合、胸部突き上げ法は胸骨圧迫と同様に行う。
2. 乳児の場合、乳児背部叩打法を行う。
3. 乳児の場合は、腹部突き上げ法は行わない。
4. 乳児の場合、乳児背部叩打法はあお向けで行う。

問5 子どもへの心肺蘇生法で正しいのはどれか。

1. 大人の心肺蘇生法とまったく同じである。
2. 胸骨圧迫は胸の厚みの3分の1程度が目安である。
3. 乳児には1分間に100回の胸骨圧迫を行う。
4. 乳児の胸骨圧迫時には両手を使用して圧迫する。

問6 救急対応について誤っているものはどれか。

1. 肩または乳児では足底を叩きながら大声で呼び掛ける。
2. 呼び掛けても反応がない場合も、反応があるまで呼び掛け続ける。
3. 10秒以内に正常な呼吸があるかを確認する。
4. 心停止と判断した場合、ただちに胸骨圧迫を開始する。

第5章　救急の対応が必要となる場合

問1 次の食物アレルギーの原因食物のうち、乳幼児の食物アレルギーに最も多いものはどれか。

1. エビ
2. 牛乳
3. 小麦
4. 鶏卵

問2 アナフィラキシーの症状に該当しないものはどれか。

1. 意識低下
2. 血圧上昇
3. 呼吸困難
4. 動悸

問3 次のアナフィラキシーの原因のうち、乳幼児に最も多いものはどれか。

1．食べ物
2．医薬品
3．昆虫
4．運動

問4 アナフィラキシーについて誤っているものはどれか。

1．アナフィラキシーを起こしたときは、エピネフリン注射が最も有効である。
2．子どものアナフィラキシーの原因として最も多いものは、食べ物である。
3．アナフィラキシーは、血圧低下、意識消失を引き起こす。
4．乳幼児がアナフィラキシーを起こしやすい食べ物として、エビが最も多い。

問5 子どもの熱傷時の対応について誤っているものはどれか。

1．子どもの熱傷の面積を測定するために、9の法則が使われる。
2．熱傷の場所がわかっているときは、水道水で冷やす。
3．からだに熱湯を浴びたときは、下着を着けさせたままシャワーで冷やす。
4．熱傷の範囲が手のひらよりも広いときは、医療機関を受診する。

問6 鼻血の対応について誤っているものはどれか。

1．安静にさせる。
2．下を向かせ、キーゼルバッハ部を押さえる。
3．後頭部を叩く。
4．止血が確認できてもしばらくは運動をさせない。

問7 転倒時の確認事項に該当しないものはどれか。

1．ぐったりしていないかを観察する。
2．抱いて落ち着かせると泣きやむかを観察する。
3．手足が動くか、意識があるかを観察する。
4．観察は受傷時のみに行う。

2 3級範囲の試験問題の解答・解説

第1章　日常の観察と子どもの体温変化

問1　【正解】2

【解説】歯並びは、病気のサインを見つけるための観察では、特に重要ではありません。病気のサインを見つけるための観察で重要なものは、体温、機嫌、泣き方、顔色、皮膚、睡眠・食事・排泄の様子です。

問2　【正解】3

【解説】1日のうちで一番体温が高いのは、昼間（日中）です。

問3　【正解】4

【解説】鼓膜温、直腸温は、腋窩（えきか）温より、0.4〜0.8℃高く、口腔（こうくう）（舌下）温は、腋窩温より、0.2〜0.4℃高くなります。

第1章　子どもの症状を見るポイント①

問1　【正解】1

【解説】足を腹のほうに縮めるようにして泣く場合は、腹膜炎などの緊急対応が必要になる病気の可能性があり、注意が必要です。なお、抱いたり、おむつを替えたり、ミルクを飲ませたりすることで泣きやむ場合は、病気の心配はほとんどありません。

問2　【正解】4

【解説】泣いているときや排便しているときだけ赤色になる場合は、特に病気の心配はありません。顔などの皮膚が蒼白（そうはく）であったり、唇が紫色（チアノーゼ）であったり、顔に黄疸（おうだん）が見られたりするときは、精密検査が必要です。

問3　【正解】4

【解説】皮膚の異常と睡眠時間とは、特に直接の関係はありません。皮膚の観察で大切なことは、変化がどこに、どのように、いつからあるかを調べることが重要です。また、発熱やだるさなどの付随する症状があるかを調べることも大切です。さらに、異常の原因が感染症である場合、周囲に同じ症状の子どもがいる可能性もあるため、兄弟姉妹や保育所内の子どもの変化を

調べることも重要なことです。

第1章　子どもの症状を見るポイント②

問1　【正解】2

【解説】子どもの食欲にはむらがあり、特に乳児は、ミルクを飲むときもあれば飲まないときもあります。ミルクを飲まなくても機嫌がよい場合や、体重が増加している場合は、病気の心配はありません。ただし、体重が減少している場合は病気の可能性もあるため、医療機関の受診が必要です。

問2　【正解】3

【解説】肥厚性幽門狭窄症（ひこうせいゆうもんきょうさく）と鼠径ヘルニアの場合、特に便に異常は認められません。なお、腸重積症の場合、粘血便が認められます。また、白色の便が認められたときは、胆道閉鎖症（そけい）のほか乳児嘔吐下痢症などの可能性が考えられます。

問3　【正解】4

【解説】顔色が紫色のときは、甲状腺機能ではなく呼吸器や心臓の障害が疑われます。

問4　【正解】1

【解説】幼児の1日の尿量は約500〜1,000 mℓ であり、排尿回数は約7〜12回です。子どもの体内の水分量の割合が大人よりも多いため、幼児は大人よりも脱水になりやすく、乏尿や無尿にもなりやすくなっています。

問5　【正解】4

【解説】突然の発熱が平熱に戻った後に発疹（ほっしん）が出た場合、突発性発疹が疑われます。

第2章　腹部・陰部の観察と疑われる疾患

問1　【正解】3

【解説】鼠径ヘルニアが原因で、下肢にむくみが見られることはありません。

問2　【正解】4

【解説】正中頸嚢胞（せいちゅうけいのうほう）は、首の前方中央にできるやわらかい小さな塊であり、陰部の観察では見つけられません。

問3 【正解】 2

【解説】 絆創膏などで補強しても治癒しません。むしろ、絆創膏などで皮膚がかぶれることもあるため、するべきではありません。

問4 【正解】 4

【解説】 肛門周囲膿瘍は、遺伝性疾患ではありません。肛門周囲膿瘍では、肛門の周りが赤く腫れ、腫れたところから膿が出ますが、多くは2歳までに治ります。

問5 【正解】 3

【解説】 先天性股関節脱臼は、痛みはあまりなく、股関節を曲げても痛みで泣くことはありません。先天性股関節脱臼は、左右の膝頭の高さや、太腿のしわの数の違いなどで発見されます。また、歩き方が不自然になります。

第2章　頭部・頸部の観察と疑われる疾患

問1 【正解】 4

【解説】 正中頸嚢胞は自然に治ることはないため、医療機関を受診することが必要です。正中頸嚢胞の原因は、甲状舌管の遺残です。頸部上方の正中部が腫れ、唾を飲むと上下に動きますが、痛みや異物感などはありません。

問2 【正解】 1

【解説】 斜視の原因には、中枢神経の病気や眼筋異常、遠視や網膜障害、片目の視力低下など、さまざまなものがあります。疑われたときは、早めに医療機関を受診します。

問3 【正解】 3

【解説】 斜頸は、ほとんどの場合は1歳頃までに治るため、すべて手術が必要になるというものではありません。子どもの場合は先天性筋性斜頸が多く、首の筋肉の1つである胸鎖乳突筋が硬く縮み、いつも同じ方向に首が傾きます。硬くなった筋肉が、首にしこりとして現れます。

第3章　主な感染症と病原体

問1 【正解】 1

【解説】 伝染性膿痂疹（とびひ）はウイルス感染症ではなく、細菌感染症です。

問2　【正解】4

【解説】症状がないまま感染（保菌）が続くことは、<u>持続感染（潜伏感染）</u>といいます。

問3　【正解】3

【解説】伝染性膿痂疹（とびひ）の潜伏期は<u>2～10日</u>です。なお、風疹（三日ばしか）、水痘（水疱瘡）、流行性耳下腺炎（おたふく風邪）の潜伏期は2～3週間です。

問4　【正解】4

【解説】日和見感染は、<u>健康な状態では感染しない弱い病原体に、免疫力が低下したために起きる感染</u>のことです。

問5　【正解】2

【解説】日本脳炎は、蚊を介して感染する<u>媒介感染（媒介動物感染）</u>です。

第3章　感染症による登園・登校の禁止

問1　【正解】1

【解説】ペストは、学校保健安全法<u>第一種</u>感染症に該当する感染症です。

問2　【正解】3

【解説】登園禁止期間は<u>各疾患によって異なり</u>、すべて1週間以上というわけではありません。

問3　【正解】1

【解説】インフルエンザ、流行性耳下腺炎は学校保健安全法第二種感染症、腸管出血性大腸菌感染症は学校保健安全法第三種感染症であり、すべて<u>医師の意見書（登園許可書）</u>の提出が望ましい疾患に該当します。

問4　【正解】1

【解説】乳幼児のインフルエンザの登園禁止期間は、母子保健法により、発症した後、発熱の翌日を1日目として5日を経過し、かつ、解熱した後3日を経過するまでと定められています。

185

第3章　子どもに多く見られる感染症の特徴

問1　【正解】1

【解説】麻疹（はしか）の特徴として、38〜39℃の高熱が出ます。

問2　【正解】2

【解説】咳が約100日続く症状は、百日咳の特徴です。

問3　【正解】3

【解説】かゆみを伴う発疹が全身に出現することは、流行性耳下腺炎（おたふく風邪）の特徴に該当しません。

問4　【正解】1

【解説】水痘（水疱瘡）は非常に感染力が強く、兄弟姉妹で感染しやすい疾患です。

問5　【正解】4

【解説】百日咳の特徴として、夜中や明け方に激しい咳が見られます。

問6　【正解】2

【解説】突発性発疹の特徴として、生後初めて出す高熱ということがあります。

問7　【正解】4

【解説】ヘルパンギーナの感染経路は、咳やくしゃみなどの飛沫感染、便などの接触感染です。

問8　【正解】1

【解説】咽頭結膜熱は、アデノウイルスが原因となるウイルス感染症です。

問9　【正解】3

【解説】手足口病の症状として水疱と口内炎が見られ、いずれも2〜3日で消えます。

問10　【正解】2

【解説】伝染性紅斑（リンゴ病）の特徴として、熱が出ない、または、出ても微熱（37〜38℃）であるということがあります。

問11 【正解】 3

【解説】伝染性膿痂疹（とびひ）の感染経路は、破れた水疱を触り、膿が付くなどの接触感染です。

問12 【正解】 3

【解説】おたふく風邪と呼ばれる感染症は、流行性耳下腺炎です。

問13 【正解】 4

【解説】インフルエンザは、インフルエンザウイルスが原因となるウイルス感染症です。

第3章　感染症に対する予防接種

問1 【正解】 2

【解説】定期予防接種は受ける努力義務がありますが、受けなくても罰せられることはありません。

問2 【正解】 3

【解説】インフルエンザウイルスは、任意予防接種の対象疾患です。

問3 【正解】 1

【解説】流行性耳下腺炎は、任意予防接種の対象疾患です。

問4 【正解】 2

【解説】DPT三種混合ワクチンとは、ジフテリア、百日咳、破傷風の混合ワクチンです。

問5 【正解】 4

【解説】現在、日本で行われている予防接種のうち、生ワクチンを使用するものは、麻疹、風疹、流行性耳下腺炎、結核、水痘のみです。ポリオは、不活化ワクチンを使用します。

問6 【正解】 3

【解説】インフルエンザは、任意予防接種の対象疾患ですが、インフルエンザ菌b型（ヒブ）は、定期予防接種の対象疾患です。

問7 【正解】1

【解説】感染症にかからないようにすることは非常に大切ですが、100％予防することはできないため、予防接種を受けるべきです。

問8 【正解】4

【解説】すでに罹患したことがウイルス検査と抗体検査で確認されれば、基本的には予防接種を受ける必要はありません。ただし、接種を受けるかは、医師と相談のうえ決定するべきです。

第4章　発熱時の対応

問1 【正解】4

【解説】3か月未満の乳児は、胎児の頃に母親から受け継いだ免疫グロブリンにより、一般的には発熱しません。このため、38℃以上の発熱があるときは、至急、医療機関の受診が必要です。そのほかのときも、発熱が続く場合は受診しましょう。

問2 【正解】2

【解説】症状の安定した咳や鼻水だけであれば、登園は可能です。ただし、症状が続く場合は医療機関を受診しましょう。

問3 【正解】4

【解説】発熱時の入浴は体力を奪うため、熱が下がってから行います。

問4 【正解】3

【解説】突然の39℃以上の発熱があり、口蓋垂などにアフタが見られる場合は、ヘルパンギーナが疑われます。

問5 【正解】2

【解説】免疫グロブリンにはIgA、IgD、IgE、IgG、IgMの5種類があり、このうちIgGのみ胎盤を通過します。

問6 【正解】4

【解説】免疫グロブリンには、IgA、IgD、IgE、IgG、IgMの5種類があり、このうちIgAのみ母乳から受け取ることができます。

第4章　発疹時の対応

問1　【正解】4

　　　【解説】微熱が出た後に、手のひら、足の裏、口の中に水疱が見られる場合は、手足口病が疑われます。

問2　【正解】3

　　　【解説】医療機関を受診し、感染のおそれがないと判断されたときは、登園は可能です。

問3　【正解】2

　　　【解説】発疹は、いつも同じ原因で現れるとは限らないため、以前処方された薬を使用するようなことはせず、医療機関を受診し処方を受けます。

第4章　嘔吐時・下痢時・腹痛時の対応

問1　【正解】4

　　　【解説】コーヒーのかす状のものは、血液の可能性があるため、至急に医療機関の受診が必要です。

問2　【正解】3

　　　【解説】脱水症状では、尿量が減少します。

問3　【正解】4

　　　【解説】噴水状に嘔吐する場合は、肥厚性幽門狭窄症の可能性もあるため、医療機関の受診が必要です。

問4　【正解】2

　　　【解説】先天性腸閉塞症が疑われるのは、胆汁を含んだ緑色の嘔吐です。

問5　【正解】3

　　　【解説】24時間以内に2回以上の水様性下痢便があるときは、登園を控えるべきです。

問6 【正解】3

【解説】乳幼児は、食べたことのないものを初めて摂取したあとは、下痢をすることがあります。下痢のために眠れなくなることを防ぐため、初めてのものは午前中に食べさせます。

問7 【正解】3

【解説】赤色の下痢便は出血の可能性がある疾患で見られます。乳児嘔吐下痢症では消化管に出血は起きません。

問8 【正解】4

【解説】ムンプスウイルスは、流行性耳下腺炎（おたふく風邪）の原因となるウイルスであり、感染性胃腸炎の原因にはなりません。

問9 【正解】2

【解説】食欲がある場合は、一般的には病気のおそれはありません。腹部に触ると硬い場合は腹膜炎の可能性があります。ヘルニアが戻らない場合はヘルニアの嵌頓の可能性もあります。急に泣き出し、泣きやんでもまた泣き出すことを繰り返す場合は腸重積症の可能性があります。

問10 【正解】2

【解説】虫垂炎は、学童期以前の幼少期以降の子どもにも見られます。

問11 【正解】1

【解説】腹部を手で押して離すと痛みが強くなる場合は、腹膜炎の可能性があるため、至急、医療機関を受診し処置を受ける必要があります。

第4章　咳嗽時・けいれん時の対応

問1 【正解】3

【解説】下痢が見られても24時間以内に1回程度であれば、登園は可能です。

問2 【正解】4

【解説】発熱を伴い、息づかいがあらいときは、呼吸困難の可能性もあるため、至急、医療機関を受診する必要があります。

問3　【正解】1

【解説】咳嗽（がいそう）は、からだに入った異物を追い出そうとしている反応です。薬で止めようとすると、異物と闘おうとする反応を抑えることになるため、使用は控えめにします。

問4　【正解】2

【解説】咳嗽時は換気が必要ですが、湿度はやや高めに設定します。なお、咳が落ち着かないうちに水分をとらせると、咳とともに吐き出すこともあるため、水分補給は咳が落ち着いてから行わせます。また、1週間以上咳が続く場合は、病気の可能性もあるため、一度、医療機関を受診しましょう。

問5　【正解】3

【解説】けいれんによって舌を噛み切ることはありません。口の中に物を入れると、喉に詰まらせるといった危険があるため厳禁です。けいれん時は、落ち着いて対応することが重要です。

問6　【正解】2

【解説】ミオクロニー発作は、光刺激が原因となります。

第5章　緊急対応の基本と死因の知識

問1　【正解】2

【解説】厚生労働省の「令和元年人口動態統計」によると、0歳児の死亡原因は、第1位が先天奇形等、第2位が呼吸障害等、第3位が乳幼児突然死症候群となっています。

問2　【正解】1

【解説】保護者の習慣的飲酒は、乳幼児突然死症候群の直接の原因には該当しません。

問3　【正解】3

【解説】緊急手術は、救急の連鎖に該当しません。救急の連鎖とは、心停止の予防、心停止の早期認識と迅速な対応、一次救急処置、二次救急処置からなります。

第5章　乳幼児の誤飲・窒息への対応

問1　【正解】2

【解説】東京消防庁管内報告件数では、第1位は<u>たばこ</u>となっています。

問2　【正解】4

【解説】ナフタレンなどの防虫剤は、牛乳により<u>吸収が速くなる</u>ため、誤飲時には牛乳を飲ませてはなりません。

問3　【正解】3

【解説】たばこの誤飲は1cm程度であれば<u>問題はありません</u>が、<u>2cm超</u>のたばこを誤飲すると危険な状態となります。

問4　【正解】4

【解説】乳児の場合、乳児背部叩打法は<u>うつ伏せ</u>で行います。片腕の上に乗せて頭部をやや下げた状態で支え、もう片方の手で背中を強く叩きます。

問5　【正解】2

【解説】子どもへの心肺蘇生法は、大人とは異なります。1分間に100回の胸骨圧迫を行うのは、<u>幼児以上</u>の子どもの場合です。また、乳児の胸骨圧迫は、<u>指2本</u>で胸の厚みの3分の1を目安に行います。

問6　【正解】2

【解説】呼び掛けても反応がない場合、呼び掛け続けるのではなく、<u>すぐに周囲の人に助けを求めます</u>。

第5章　救急の対応が必要となる場合

問1　【正解】4

【解説】乳幼児の食物アレルギーの原因として最も多いのは、<u>鶏卵</u>です。

問2　【正解】2

【解説】アナフィラキシーでは、血圧上昇ではなく<u>血圧低下</u>が起こります。そのほかの症状には、<u>意識低下</u>、<u>呼吸困難</u>、<u>動悸</u>、悪心、腹痛、喘鳴などがあります。

問3 【正解】 1

【解説】乳幼児のアナフィラキシーの原因として最も多いのは、食べ物です。

問4 【正解】 4

【解説】アナフィラキシーの原因で最も多いのは食べ物ですが、乳幼児で最も多い原因食物は、鶏卵です。

問5 【正解】 1

【解説】子どもの熱傷の面積を測定するためには、5の法則が使われます。9の法則は、成人の場合に使われます。

問6 【正解】 3

【解説】後頭部を叩いても止血はできません。

問7 【正解】 4

【解説】転倒時に外傷を受けた後は、からだの外見や反応をよく確認することが重要です。頭に傷はないか、手足は動くか、意識はしっかりしているかなどを確認します。これらのことは、外傷を受けた日だけではなく、翌日も行います。

第2章

検定２級
試験問題

　本章では、実際の検定２級の模擬問題を載せています。

　本書の理解度の確認と検定試験の準備のため、問題に取り組んでください。

1 2級範囲の試験問題

次の各設問について、選択肢1～5から適切なものを1つ選びなさい。

問1 子どもの成長について誤っているものはどれか。
1. 身長増加率は、乳児期が最大である。
2. 思春期の発育急伸は、男児のほうが早い。
3. 生後3～4日に生理的体重減少が見られる。
4. 乳幼児の体格の評価指標にカウプ指数がある。
5. 1歳児では、平均身長75cm、平均体重9kgとなる。

問2 乳幼児の体重について誤っているものはどれか。
1. 生後3か月までは1日当たり30～35g体重が増加する。
2. 1歳児の体重は約9kgである。
3. 3歳児の体重は約20kgである。
4. 生後3～4日で約10%弱体重が減少する。
5. 体重増加率は、乳児期が最大である。

問3 子どものからだの特徴について誤っているものはどれか。
1. 乳児の骨の数は300個以上ある。
2. 乳歯の生え始めは生後6～8か月である。
3. 泉門は生後6か月で閉鎖する。
4. 生後6か月児の視力は約0.1である。
5. 子どもの耳管は大人に比べて太く短く水平に近い。

問4 スキャモンの発達・発育曲線について誤っているものはどれか。
1. 人間の成長発育について20歳でのレベルを100%として考え、からだの組織の発達・発育していく特徴をグラフ化したものである。
2. からだの組織の発達・発育していく特徴は、一般型、神経型、リンパ型、生殖型の4パターンに分けられている。
3. 神経型は、生まれた直後から4～5歳頃までに約80%に成長し、12歳頃には100%近くになる。
4. リンパ型は、生後から2～3歳までにかけて急激に成長し、100%を超え、思春期過ぎから20歳のレベルに戻る。
5. 一般型は、身長・体重、肝臓・腎臓などの臓器の発育を示す。

問5 子どもの健康について誤っているものはどれか。

1. 子どもの健康および安全は、子どもの生命の保持と健やかな生活の基本である。

2. 子どもが自らのからだや健康に関心をもち、心身の機能を高めていくことが大切である。

3. 健康は子どもの生活の基本であり、子どもが自分の健康に関心をもつよう促すことが必要である。

4. 子どもの健康を保持するためには子ども自身の努力が必要であり、周囲の大人の努力は関係しない。

5. 疾患の有無だけでなく、肉体的・精神的・社会的に、すべて十分であることを考えていく必要がある。

問6 日本の出生率および合計特殊出生率について誤っているものはどれか。

1. 出生率は、毎年減少している。

2. 合計特殊出生率は、毎年減少している。

3. 2020年の合計特殊出生率は、2.0以下である。

4. 合計特殊出生率は、世界と比べると中程度である。

5. 出生率は、人口1,000人当たりの出生数をいう。

問7 小児の先天性心疾患に該当するものはどれか。

1. 大動脈弁閉鎖不全症

2. 心房中隔欠損症

3. 肥大型心筋症

4. 心内膜炎

5. 大動脈解離

問8 乳幼児の頭部の特徴について誤っているものはどれか。

1. 大人に比べ頭部の割合が多い。

2. 泉門がある。

3. 頭蓋骨は、思春期まで成長し大きくなり続ける。

4. 新生児の頭長：身長は 1：4 である。

5. 頭囲測定は仰臥位または座位で行う。

問9 予防接種のワクチンについて誤っているものはどれか。

1. ワクチンとは、実際に発症した場合に得られる免疫をつける目的で使用される医薬品のとこであり、生ワクチンと不活化ワクチンがある。

2. 生ワクチンは、弱毒の生きた細菌やウイルスを使用したもので、不活化ワクチンは、毒性をなくした細菌やウイルスから免疫をつけるのに必要な成分を取り出したものである。

3. 生ワクチンは、ワクチンの病気の副作用が出ることもあり、次のワクチン接種の日まで10日以上あける必要がある。

4. 不活化ワクチンは、複数回接種することでからだに反応を起こさせ免疫力をつけるために、接種の回数が複数必要である。

5. mRNAワクチンは、1週間経過すれば次のワクチン接種が可能となる。

問10 成長の時期と発達の組み合わせで誤っているものはどれか。

1. 生後2か月　　　　――　　寝返りを打てる。
2. 生後12か月　　　　――　　有意語を1つ言える。
3. 1歳3か月　　　　――　　有意語を3つ言える。
4. 2歳　　　　　　　――　　2語文を話せる。
5. 5歳　　　　　　　――　　スキップができる。

問11 下痢・嘔吐を起こす疾患と特徴の組み合わせで誤っているものはどれか。

1. 肥厚性幽門狭窄症　　　――　　生後2〜3か月頃から噴水状の嘔吐が見られる。
2. ノロウイルス感染症　　――　　経口感染する。
3. ロタウイルス感染症　　――　　白色の水様性下痢を繰り返す。
4. 先天性腸閉塞症　　　　――　　胆汁を含んだ緑色の嘔吐をする。
5. サルモネラ感染症　　　――　　夏季に流行する。

問12 けいれんについて誤っているものはどれか。

1. けいれん時間が5分以上続くときは、至急、医療機関を受診する。
2. 熱性けいれんは、小児けいれんの50％を占める。
3. 欠伸発作は、5〜8歳の女児に多く見られる。
4. ミオクロニー発作では、光刺激が原因となりけいれんが起きる。
5. 憤怒けいれんの約半数は、レンノックス症候群に移行する。

問13 子どもへの救急対応について誤っているものはどれか。

1．幼児の異物除去法には、背部叩打法を行う。

2．呼び掛けても反応がなかった場合、すばやく気道を確保し、10秒以内に正常な呼吸があるかどうかを確認する。

3．アナフィラキシーショックでは、血圧低下、意識消失を引き起こし、命の危険があるため、迅速な対応が必要である。

4．子どもの場合、全身の10％以上の範囲に熱傷を受けると危険な状態になる。

5．鼻血が出たときは、まず圧迫止血を試みる。

問14 子どもに見られる疾患について誤っているものはどれか。

1．鼠径ヘルニアと臍ヘルニアは、自然に治癒する可能性が高い。

2．停留睾丸が10歳以上になっても認められる場合は、経過に注意する必要がある。

3．先天性股関節脱臼のうち約90％は、出生後の原因で起こる。

4．肛門の周りが赤くなっているときは、肛門周囲膿瘍が疑われる。

5．正中頸嚢胞では、痛みがないことが多い。

問15 子どもに見られる疾患と特徴の組み合わせで誤っているものはどれか。

1．麻疹 —— 高熱の後、口腔粘膜に白い小さな粒が現れる。

2．風疹 —— 3日後には、熱・発疹ともに消えることが多い。

3．流行性耳下腺炎 —— 感染力が強いため、保育所や学校などで感染が拡大する。

4．突発性発疹 —— 生後初めて出す高熱であることが多い。

5．咽頭結膜熱 —— プール熱とも呼ばれる。

問16 厚生労働省の発表による平成30年度の児童虐待の現状について誤っているものの組み合わせはどれか。

A．身体的虐待と心理的虐待を合わせると、全体の80％以上を占めている。

B．児童相談所の児童虐待に関する相談対応件数は、年々減少している。

C．0～2歳の乳幼児期にも、全体の約2割を占める虐待が見られる。

D．虐待を早期に発見し、長期にわたったサポートが大切である。

E．虐待を受けた子どもを年齢別に見ると、13～15歳が最も多い。

（組み合わせ）

1．AC 2．AD 3．BD 4．BE 5．DE

問17 「保育所における感染症対策ガイドライン（2018年改訂版）」（厚生労働省）による各症状発症時の保育可能なものについて誤っているものの組み合わせはどれか。

A. 38℃を超える熱を伴わない発熱

B. 食べ物や水分を欲しがらない嘔吐

C. 食事や水分をとると起きる下痢

D. 呼吸の乱れのない咳嗽

E. 感染のおそれがないと診断された発疹

（組み合わせ）

1. A C　　2. A D　　3. B C　　4. B E　　5. D E

問18 子どもの体温変化について正しいものの組み合わせはどれか。

A. 子どもの体温は、成長段階や季節、1日の時間帯で変化する。

B. 腋窩での測定温度は、からだの他の場所より高くなる。

C. 子どもの体温測定に使用される体温計には、電子体温計と耳式体温計がある。

D. 1日の体温変化では、起床時の体温が最も高い。

E. 平均体温は、新生児、乳児、幼児のうち幼児が最も高い。

（組み合わせ）

1. A C　　2. A D　　3. B D　　4. B E　　5. D E

問19 子どもの観察のポイントについて正しいものの組み合わせはどれか。

A. 病気のサインを見つけるために、子どもの機嫌や泣き方を観察する。

B. 顔色の変化では、紫色、白色、赤色のうち、赤色が最も危険な状態である。

C. 皮膚の観察では、色のほか、発疹、むくみ、腫れなどがないかを確認する。

D. 睡眠中に呼吸が止まっても、1分以内に戻れば病気の心配はない。

E. 正常な便の色は、緑色、黄色、茶色、白色である。

（組み合わせ）

1. A C　　2. A D　　3. B D　　4. B E　　5. D E

問20 子どもの発育期について誤っているものの組み合わせはどれか。

A. 出生から60日未満を新生児期という。

B. 着床した22週目から生後6日までを周産期という。

C. 出生から1年間を乳児期という。

D. 満1歳から小学校3年生までを幼児期という。

E. 満6歳から小学校在学中を学童期という。

（組み合わせ）

1. A C　　2. A D　　3. B D　　4. B E　　5. D E

問21 出生時には存在しない反射について正しいものの組み合わせはどれか。

A. モロー反射

B. パラシュート反射

C. バビンスキー反射

D. 緊張性頸反射

E. ランドウ反射

（組み合わせ）

1．A C　　2．A D　　3．B D　　4．B E　　5．D E

問22 離乳期・幼児期の食と栄養について誤っているものの組み合わせはどれか。

A. 一般に、生後2〜3か月頃から離乳食へ移行を始め、12〜18か月後に移行を完了する。

B. 離乳の目的は、咀嚼力の獲得、食事習慣の確立への準備、乳汁のみでは不足する栄養
素の補給などである。

C. 幼児期は1回の食事量が少ないため、間食が重要になる。

D. 幼児期の偏食は自然のことであり、そのまま様子を見る。

E. 幼児期に、規則正しい食事習慣や食事のマナーを学ぶことも重要である。

（組み合わせ）

1．A C　　2．A D　　3．B D　　4．B E　　5．D E

問23 子どものからだの特徴について誤っているものの組み合わせはどれか。

A. 新生児の血液は胎児循環でからだを巡る。

B. 乳児は成人より呼吸数が多い。

C. 新生児は成人より赤血球数が少ない。

D. 新生児は成人より白血球数が多い。

E. 新生児は成人より心拍数が多い。

（組み合わせ）

1．A C　　2．A D　　3．B D　　4．B E　　5．D E

問24 誤飲時に緊急性を要するものの組み合わせはどれか。

A. 絵の具

B. 濡れたたばこ

C. ろうそく

D. リチウム電池

E. 体温計の水銀

（組み合わせ）

1．A C　　2．A D　　3．B D　　4．B E　　5．D E

問25 各症状への判断について誤っているものの組み合わせはどれか。

A. 生後3か月以内の高熱は危険であり、緊急の対応が必要である。

B. 食物アレルギーによる発疹は、病気の可能性に注意する。

C. 下痢がひどく尿が半日以上出ないときは、病気の可能性に注意する。

D. 咳がひどいときは、すぐに水を飲ませる。

E. てんかん発作時には、からだを固定して震えを抑える。

（組み合わせ）

1. A C　　2. A D　　3. B D　　4. B E　　5. D E

問26 「保育所における感染症対策ガイドライン（2018年改訂版）」（厚生労働省）による衛生管理についての正誤の組み合わせのうち正しいものはどれか。

A. 感染防止の観点から小動物の飼育は厳禁である。

B. テーブル等は清潔な台布巾で水（湯）拭きをする。

C. 使用後のおむつはビニール袋に密閉し、蓋付きの容器に保管する。

D. 寝具のふとんカバーは、共用として洗濯して使用する。

E. プール遊び後のシャワーの使用は、衛生管理の効果がない。

（組み合わせ）

	A	B	C	D	E
1.	○	○	×	○	○
2.	×	○	○	×	×
3.	○	○	×	×	×
4.	×	×	○	○	○
5.	×	×	×	○	○

問27 時期と精神・運動の発達について正誤の組み合わせのうち正しいものはどれか。

A. 3〜4か月 ―― 首が座る。
B. 7〜8か月 ―― 人見知りをする。
C. 1歳 ―― 2語文を話せる。
D. 2歳 ―― 四角が描ける。
E. 5歳 ―― 三輪車に乗れる。

（組み合わせ）

	A	B	C	D	E
1.	○	○	×	×	×
2.	○	○	○	×	○
3.	×	×	○	○	×
4.	○	×	×	○	×
5.	×	×	×	○	○

問28 子どもの疾患について正誤の組み合わせのうち正しいものはどれか。

A. 鼠径ヘルニアの隆起が嵌頓したときは、緊急の処置が必要になる。
B. 陰嚢水腫は、ほとんどの場合自然に消失する。
C. 臍ヘルニアは、鼠径ヘルニアより嵌頓しやすい。
D. 停留睾丸では、通常2個の睾丸が3個ある。
E. 先天性股関節脱臼は、男児に多く見られる。

（組み合わせ）

	A	B	C	D	E
1.	○	○	○	○	○
2.	○	○	○	×	×
3.	○	○	×	×	×
4.	×	×	○	○	○
5.	×	×	×	○	○

問29 感染症による登園・登校禁止期間の正誤の組み合わせのうち正しいものはどれか。

A．麻疹 ── 熱が下がり３日経過するまで

B．風疹 ── 発疹が消失するまで

C．流行性耳下腺炎 ── 腫れが現れた後５日を経過し、かつ、全身状態が良好になるまで

D．水痘 ── すべての発疹が痂皮になるまで

E．咽頭結膜熱 ── 熱が下がり充血が消えた後２日を経過するまで

（組み合わせ）

	A	B	C	D	E
1.	○	○	○	○	○
2.	○	○	○	×	×
3.	○	○	×	×	×
4.	×	×	○	○	○
5.	×	×	×	○	○

問30 日本の人口動態統計について正誤の組み合わせのうち正しいものはどれか。

A．出生率とは人口1,000人当たりの１年間の出生数をいい、合計特殊出生率とは一人の女性が一生に産む子どもの平均数をいう。

B．日本の乳児死亡率は1960年代初めまでは諸外国と比べて高率であったが、2019年現在は、世界でも有数の低率国になっている。

C．日本の人口ピラミッドは、少子高齢化に伴い、「つぼ型」から「つりがね型」へと急速な変化を示した。

D．合計特殊出生率1.5とは、夫婦２人から子どもが２人誕生しているということを意味し、人口がほぼ維持されることになる。

E．日本の合計特殊出生率は、世界の中では中程度の水準となっている。

（組み合わせ）

	A	B	C	D	E
1.	○	○	○	○	○
2.	○	○	○	×	×
3.	○	○	×	×	×
4.	×	×	○	○	○
5.	×	×	×	○	○

問31〜35 次の文は予防接種についての記載である。（　問31　）〜（　問35　）に当てはまる語句を下記から選べ。

予防接種には、病原体の種類によって、（　**問31**　）と　（　**問32**　）の２つがある。（　**問31**　）とは、（　**問33**　）で定められ、接種を受ける　（　**問34**　）義務のあるものをいう。（　**問32**　）とは、接種を受けるか受けないかを本人（保護者）が決めるものをいう。（　**問31**　）には、結核、日本脳炎、破傷風、（　**問35**　）などがある。

（語句）
1．風疹　　　　　2．インフルエンザウイルス　　　3．流行性耳下腺炎
4．責任　　　　　5．努力　　　　　　　　　　　　6．任意予防接種
7．自由予防接種　8．定期予防接種　　　　　　　　9．定額予防接種
10．予防接種法

問36〜40 次の文は、感染についての記載である。（　問36　）〜（　問40　）に当てはまる語句を下記から選べ。

感染症を引き起こす病原体には、プリオン、（　**問36**　）、細菌、真菌、寄生虫などがある。病原体に感染してから発症までの時間を（　**問37**　）という。（　**問37**　）は、病原体の種類によりある程度決まっている。病原体に感染した後、発症することを（　**問38**　）といい、発症しないことを　（　**問39**　）という。発症しないまま病原体が体内から消えず、感染が続くことを（　**問40**　）という。

（語句）
1．蛋白　　　2．ウイルス　　3．潜伏期　　4．潜在期　　5．顕著感染
6．顕性感染　7．不顕著感染　8．不顕性感染　9．持続感染　10．続行感染

問41〜45 次の文は、感染についての記載である。（　問41　）〜（　問45　）に当てはまる語句を下記から選べ。

病原体の感染経路には、母子感染と水平感染がある。母子感染には、胎盤を通じて感染する（　**問41**　）、産道で感染する産道感染、母乳で感染する（　**問42**　）がある。水平感染には、感染者に直接接触して感染する（　**問43**　）、空気中を漂う微細な粒子により感染する（　**問44**　）、病原体を含む飛沫を吸い込むことにより感染する（　**問45**　）、汚染物を介して感染する媒介感染がある。

（語句）
1．空気感染　　2．浮遊感染　　3．飛沫感染　　4．経口感染　　5．接近感染
6．接触感染　　7．経産道感染　8．経胎盤感染　9．ミルク感染　10．母乳感染

問46〜50 次の記述は「保育所保育指針」による子どもの運動・情緒の発達についての記述である。（　問46　）〜（　問50　）に当てはまる語句を下記から選べ。

一　おおむね六か月

　（　**問46**　）、手足の動きが活発になり、その後、（　**問47**　）、腹ばいなど全身の動きが活発になる。

二　おおむね六か月から一歳三か月未満

　　座る、はう、（　**問48**　）、つたい歩きといった運動機能が発達する。

　　あやしてもらうと喜ぶなどやり取りが盛んになる一方で、（　**問49**　）をするようになる。

三　おおむね一歳三か月から二歳未満

　　指差し、身振り、片言などを盛んに使うようになり、（　**問50**　）を話し始める。

（語句）

1．三輪車に乗り　　2．戸につかまり立ち　　3．首が座り　　4．寝返り

5．スキップ　　　　6．立つ　　　　　　　　7．喧嘩　　　　8．人見知り

9．二語文　　　　　10．文章

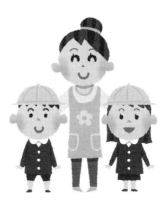

2 2級範囲の試験問題の解答・解説

問1 【正解】2

【解説】思春期の発育急伸は、男児よりも<u>女児のほうが早い</u>です。

問2 【正解】3

【解説】3歳児の体重は約<u>12〜14kg</u>です。

問3 【正解】3

【解説】泉門^{せんもん}には、大泉門と小泉門の2つがあり、どちらもしだいに骨化し、生後<u>22〜24か月</u>で閉鎖します。

問4 【正解】4

【解説】リンパ型は、生後から<u>12〜13歳</u>までにかけて急激に成長し、100%を超え、思春期過ぎから20歳のレベルに戻ります。

問5 【正解】4

【解説】厚生労働省の「保育所保育指針」の定義によれば、子どもの健康を保持するために<u>周囲の大人が努力すべき</u>であり、子どもが自分の健康に関心をもつよう<u>促す努力をすべき</u>とされています。

問6 【正解】2

【解説】日本の合計特殊出生率は、2005年に1.26と最小となり、以降はわずかですが<u>増加傾向</u>にあります。

問7 【正解】2

【解説】小児の先天性心疾患には、心室中隔欠損症、<u>心房中隔欠損症</u>、動脈管開存症、ファロー四徴症^{しちょう}があります。

問8 【正解】3

【解説】頭蓋骨は体幹の骨と異なり、<u>出生時にある程度完成している</u>ため、頭蓋骨は、大きくなり続けるということはありません。

問9 【正解】3

【解説】生ワクチンは「生きているワクチン」であるため、接種することでワクチ

ンの病気にかかることもあります。その場合、もとの状態に戻るまでに約
4週間必要です。このため、次のワクチン接種の日まで27日以上あける必
要があります。

問10 【正解】 1

【解説】寝返りを打てるようになるのは、生後5～6か月です。

問11 【正解】 1

【解説】肥厚性幽門狭窄症の特徴として、生後から狭窄があるため、生後すぐである2～3週頃から噴水状の嘔吐が見られます。

問12 【正解】 5

【解説】憤怒けいれんでは、急に泣き出したときに呼吸が止まり、意識消失とともに全身に緊張性のけいれんが起きます。よく泣く時期である1～2歳に多く見られ、あまり泣かなくなる4～5歳頃に自然に消えます。レンノックス症候群に移行することはありません。

問13 【正解】 4

【解説】子どもの熱傷の場合は、全身の1%（子どもの手のひらの大きさ）以上に熱傷を受けると危険な状態になり、医療機関の受診が必要です。

問14 【正解】 1

【解説】臍ヘルニアの多くは2歳までに自然に治癒しますが、鼠径ヘルニアは自然に治癒することが少ないため、医療機関の受診が必要です。

問15 【正解】 3

【解説】流行性耳下腺炎（おたふく風邪）は感染力が弱く、学童期以降、思春期や成人期に感染することも多い疾患です。

問16 【正解】 4

【解説】厚生労働省の発表によると、平成30年度の児童相談所の児童虐待の相談対応件数は、年々増加しています。また、虐待を受けた子どもを年齢別に見ると、7～12歳が最も多くなっています。

問17 【正解】 3

【解説】食べ物や水分を欲しがらない嘔吐や、食事や水分をとると起きる下痢のときは、登園を控えることが望ましい場合に分類されています。

問18 【正解】 1

【解説】腋窩温は、鼓膜温、直腸温などの深部体温や口腔（舌下）温より低くなります。また、1日の体温変化では、日中（午後）が最も高くなります。新生児、乳児、幼児のうち平均体温が最も高いのは、新生児です。

問19 【正解】 1

【解説】顔色が赤くなるときには、発熱や発疹時のほか、号泣時や排便時などがあり、危険な状態とは限りません。なお、白色や紫色は、心臓や呼吸器の問題が考えられ、赤色よりも注意が必要です。睡眠中に呼吸が止まっているときは、睡眠時無呼吸症候群の可能性があり、1分以内に戻っても医療機関の受診が必要です。正常な便の色は、緑色、黄色、茶色です。白色は、胆道閉鎖症や乳児嘔吐下痢症などの可能性があります。

問20 【正解】 2

【解説】新生児期は、出生から6日未満をいいます。また、幼児期は、満1歳から小学校入学まで（6歳未満）をいいます。

問21 【正解】 4

【解説】パラシュート反射は生後9か月頃から、ランドウ反射は生後3か月頃から現れ、出生時には存在しません。

問22 【正解】 2

【解説】一般に、生後5〜6か月頃から離乳食への移行を始め、12〜18か月後に移行を完了します。自己主張の強くなる幼児期には、偏食もある程度は仕方がないことですが、調理上の工夫をしたり、時期をあけて再び試みる工夫をするなど食べさせる努力が必要です。

問23 【正解】 1

【解説】新生児の血液は肺循環でからだを巡ります。胎児循環は、胎児の頃の血液循環です。また、新生児は成人よりも赤血球数が多いです。

問24 【正解】3

【解説】濡れたたばこはニコチンが溶け出ている可能性があり、誤飲すると非常に危険です。また、リチウム電池は、消化管内で放電してアルカリの液体をつくり、わずかな時間で潰瘍を発生させるため、緊急の対応が必要です。

問25 【正解】5

【解説】咳がひどいときに水を飲ませると誤嚥のおそれがあるため、咳が落ち着いてから飲ませます。また、てんかん発作時には、衣類を緩め平らな場所で顔を横に向けて寝かせます。

問26 【正解】2

【解説】小動物の飼育については、禁止の記載はありません。寝具については、個別の寝具にふとんカバーをかけて使用という記載があります。プール遊び後については、シャワーを用いることが記載されています。

問27 【正解】1

【解説】2語文を話せるのは、2歳頃です。四角が描けるようになるのは、4歳頃です。三輪車に乗れるようになるのは、3歳頃です。

問28 【正解】3

【解説】臍ヘルニアより鼠径ヘルニアのほうが嵌頓しやすく、嵌頓時には緊急の処置が必要です。停留睾丸は、精巣下降が完全に終わらず、精巣が陰嚢内に降りず途中で止まるものです。先天性股関節脱臼は、男児より女児のほうに多く見られます。

問29 【正解】1

【解説】学校保健安全法には、各疾患の出席停止の期間の基準について記載されています。

●第二種感染症の出席停止期間（学校保健安全法施行規則より抜粋）

麻疹	解熱した後三日を経過するまで
流行性耳下腺炎	耳下腺、顎下腺または舌下腺の腫脹が発現した後五日を経過し、かつ、全身状態が良好になるまで
風疹	発疹が消失するまで
水痘	すべての発疹が痂皮化するまで
咽頭結膜熱	主要症状が消退した後二日を経過するまで

問30 【正解】3

【解説】日本の人口ピラミッドは、少子高齢化に伴い、「つりがね型」から「つぼ型」へと急速な変化を示しています。夫婦２人から子どもが２人誕生しているということを意味するのは、合計特殊出生率が2.0のときです。なお、日本の合計特殊出生率は、世界の中でも低い水準です。

問31〜35 【正解】（問31）8　（問32）6　（問33）10　（問34）5　（問35）1

【解説】予防接種には、予防接種法で接種の努力義務のある定期予防接種と、接種を任意に決められる任意予防接種の２つがあります。定期予防接種の対象疾患には、結核、日本脳炎、ジフテリア、破傷風、風疹、百日咳、急性髄膜炎、麻疹、肺炎球菌、インフルエンザ菌b型（ヒブ）、ヒトパピローマウイルスがあります。

問36〜40 【正解】（問36）2　（問37）3　（問38）6　（問39）8　（問40）9

【解説】病原体には、大きさの小さなものから、プリオン、ウイルス、細菌、真菌、寄生虫などがあります。感染すると潜伏期を経て、発症する顕性感染と、発症しないで終わる不顕性感染が起こります。持続感染は、症状は出ませんが、からだから病原体が消えない状態のことです。持続感染は、肝炎ウイルスなどで認められます。

問41〜45 【正解】（問41）8　（問42）10　（問43）6　（問44）1　（問45）3

【解説】母子感染には、胎盤を介する経胎盤感染、産道で感染する産道感染、母乳で感染する母乳感染があります。水平感染には、接触感染、空気感染、飛沫感染、媒介物感染があります。

問46〜50 【正解】（問46）3　（問47）4　（問48）6　（問49）8　（問50）9

【解説】首が座るのは、３〜４か月頃、寝返りを打つようになるのは、５〜６か月頃です。10か月頃につかまり立ちをします。情緒面では、７〜８か月で人見知りをするようになります。言葉の発達面では、７〜10か月で意味のない言葉を話し始め、1歳で１語文、２歳で２語文を話し始めます。

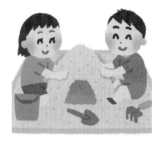

著者紹介

・・・・・・・・・・・・・・・・・・・・・・・・・・・・・・・・・・・・・

一般社団法人日本医学検定協会

医学を核とする保健・医療および健康福祉に関する検定試験等を実施し、国民に対し根拠に基づいた正しい医学・医療知識を普及させ、その向上及び習得を図るために2010年3月4日に設立された協会。

改訂版　子どもの保健検定2級・3級公式テキスト

2021年12月30日　　　初版第 1 刷発行

著　　者──一般社団法人日本医学検定協会
　　　　　　Ⓒ2021 The JAPAN Society for Medical Quiz
発行者──張 士洛
発行所──日本能率協会マネジメントセンター
〒103-6009　東京都中央区日本橋2-7-1　東京日本橋タワー
TEL　03(6362)4339(編集)／03(6362)4558(販売)
FAX　03(3272)8128(編集)／03(3272)8127(販売)
https://www.jmam.co.jp/

装　　丁──────────吉村朋子
本文DTP──────────株式会社明昌堂
印刷所──────────広研印刷株式会社
製本所──────────株式会社新寿堂

本書の内容に関するお問い合わせは、2 ページにてご案内しております。

ISBN 978-4-8207-2964-8　C0077
落丁・乱丁はおとりかえします。
PRINTED IN JAPAN

改訂3版　メンタルヘルス・マネジメント®検定試験Ⅲ種（セルフケアコース）重要ポイント&問題集

見波 利幸／佐藤 一幸　著

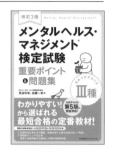

Ⅲ種（セルフケア）試験は、一般社員を対象に、組織で働く従業員自らのメンタルヘルス対策の推進をするものです。本書は、試験の出題傾向を分析し、重要事項を項目ごとに整理・解説し、過去問題による演習問題・本試験を想定した精度の高い模擬問題を収録した、受験者必携の教材です。2021年7月に発刊された『公式テキスト改訂5版』に完全対応しています。

A5判・160頁

改訂版　ケアストレスカウンセラー公式テキスト

内閣府認可一般財団法人職業技能振興会　監修

一般社団法人クオリティ・オブ・ライフ支援振興会　著

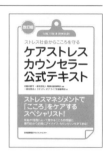

現代のストレス社会において潜在的に心の問題を抱える人は1,000万人以上といわれています。本試験は、カウンセリングの現場で働く人のスキルアップのほか、個人のストレス対策にも役立ちます。本書は、本試験の出題範囲を網羅した、実施団体唯一の公式テキストです。今回の改訂ではストレスについての内容が追加され、本試験の出題内容に対応しました。

A5判・336頁

モンテッソーリ教育×レッジョ・エミリア教育式 0～6才のための 天才性を引き出す子育て

いしい おうこ　著

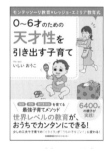

「モンテッソーリ教育」と「レッジョ・エミリア教育」の2つの教育法のエッセンスをもとに、子どもの発達段階に応じた子育てのコツをまとめました。ポイントは、子どもの発達段階を見極めること、ふだんの生活に無理なく取り入れることです。6,100組を超える親子を指導してきた幼児教育のスペシャリストが、今日からすぐにできる子育てのコツを紹介します。

A5判・160頁

1日5分！　たった2週間で子どもが変わる！ 子どもの能力を引き出す最強の食事

ギール 里映　著

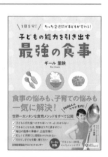

ほんの少し工夫するだけで、「いつもの食事」を「子どもたちの能力を目覚めさせる最強の食事」へと変えることができます。ポイントは、「食べてはいけないもの」を知る、「食べたほうがいいもの」を知る、「出せるカラダ」をつくるの3つです。面倒な調理は一切不要で、どんなに料理が苦手な人でも、1日5分程度の短い時間でできる食育法をまとめました。

A5判・144頁